护理专业医教协同创新教材
德技并修/课证融通/融媒体/新形态教材

总主编　杜天信　胡仕坤

供高职高专护理学、助产学类专业用

临床实用护患沟通

主编　付保芹　何　敏

郑州大学出版社

图书在版编目(CIP)数据

临床实用护患沟通 / 付保芹，何敏主编. -- 郑州 ：郑州大学出版社，2023. 4
护理专业医教协同创新教材
ISBN 978-7-5645-9509-8

Ⅰ. ①临… Ⅱ. ①付…②何… Ⅲ. ①护士 - 公共关系学- 高等学校 - 教材 Ⅳ. ①R192.6

中国国家版本馆 CIP 数据核字(2023)第 033335 号

临床实用护患沟通
LINCHUANG SHIYONG HUHUAN GOUTONG

策划编辑	陈文静	封面设计	苏永生
责任编辑	张彦勤	版式设计	苏永生
责任校对	薛 晗	责任监制	李瑞卿

出版发行	郑州大学出版社	地 址	郑州市大学路 40 号(450052)
出 版 人	孙保营	网 址	http://www.zzup.cn
经 销	全国新华书店	发行电话	0371-66966070
印 刷	新乡市豫北印务有限公司		
开 本	850 mm×1 168 mm 1 / 16		
印 张	9.25	字 数	270 千字
版 次	2023 年 4 月第 1 版	印 次	2023 年 4 月第 1 次印刷

书 号	ISBN 978-7-5645-9509-8	定 价	28.50 元

作者名单

主　编　付保芹　何　敏

副主编　杨艳英　申洪娇　丁敬艳

编　者　（以姓氏笔画为序）

丁敬艳（濮阳市安阳地区医院）

申洪娇（河南护理职业学院）

付保芹（河南护理职业学院）

刘晓芳（濮阳市安阳地区医院）

杨艳英（河南护理职业学院）

何　敏（河南护理职业学院）

焦　然（河南护理职业学院）

前 言

《临床实用护患沟通》设计思路是围绕高职高专护理专业人才培养目标，根据社会需求，以临床护理岗位要求为标准，结合学生学习特点及职业能力形成规律，以患者为中心，突出医教协同、工学结合的理念，充分体现实用性与针对性。本教材本着"以护士执业能力为核心，以临床实践为导向"的指导思想，克服传统沟通教材中重理论轻实践的弊端，立足于实用的角度，淡化了纯理论的讲解，穿插了大量护理实例，既提高了可读性，也提供了沟通训练的素材，助教助学。

本教材由经验丰富的学校教师和临床护理人员共同编写，其中两位副主编为"河南省职业院校省级骨干教师培训对象"。教材能够有效贴近临床实践，根据不同科室、不同病种、不同年龄阶段患者特点将内容进一步细化，并配有丰富的案例，使学生进入临床前就能够做好知识、技能准备。同时，适时融入课程思政元素，注重学生价值信仰引领，培养学生人文素养和职业精神。本教材共包括 7 个章节，分别为人际关系与人际沟通、护患沟通、门诊、急诊护患沟通、病区护患沟通、护理操作中的护患沟通、不同疾病患者的护患沟通和特殊病例的护患沟通。教材中设置有学习目标、案例导入、课程思政、知识链接、典型案例、课证融通知识点、练习题和部分实训项目等，实训中设置具体案例，充分发挥学生主动学习的积极性，创设临床场景，让学生在实践模拟中提高与患者的沟通能力。教材中配套有 PPT 等数字化资料，丰富了教学内容。

本教材适用于高职护理、助产专业学生，并为在职护理人员和继续教育者提供护患沟通方面的建议和指导。本教材编写过程中得到了全体编者及其所在单位的大力支持，在此致以诚挚谢意！

由于编者水平和编写时间的限制，书中难免有疏漏和不足之处，真诚地希望广大师生在使用过程中提出宝贵意见，我们将在修订时改正。

编 者

2022 年 12 月

目 录

第一章　人际关系与人际沟通

知识归纳

学习目标

1. 知识目标　了解人际关系的基本理论，掌握人际关系的基本原则，掌握护患关系的基本过程。
2. 能力目标　能够将基本的沟通技能熟练运用于不同的沟通场景，尤其是与医生、护士、患者及其家属进行有效沟通。
3. 素质目标　学以致用，遵循人际交往的原则，与他人建立良好的人际关系，具有尊重他人、理解他人、团结协助的意识和基本能力。

第一节　人际关系

案例导入

六尺巷

清朝康熙年间有一位大学士，名叫张英。一天，张英收到一封家信，说家人为了争三尺宽的宅基地，与邻居发生纠纷，要他利用职权，疏通关系，打赢这场官司。张英阅信后，坦然一笑，挥笔写了一封回信，并附上一首诗：

千里修书只为墙，让他三尺又何妨？

长城万里今犹在，不见当年秦始皇。

家人接信后，让出了三尺宅基地。邻居见了，也主动让出三尺宅基地，结果形成了“六尺巷”。这个化干戈为玉帛、相互包容的故事流传至今，成为美谈。

请思考：

1. 这个故事中体现了人际沟通的什么原则？
2. 我们在日常生活交往中应该掌握哪些原则？

一、人际关系概述

人际关系是指人与人之间的关系，是人与人交往过程中所产生的各种社会关系的总和。我们最早产生的、最持久的人际关系是以情感为基础的人际关系，形成这类人际关系需要两大条件——人际吸引和人际交流。

人际吸引是人与人之间彼此注意、欣赏、倾慕等心理上的好感，并进而彼此接近以建立感情关系的历程，是发展人际关系的前提。

人际交流则是人际关系形成的实质条件，它是一个动态的相互作用的过程，是人与人之间能否形成以情感为基础的人际关系的关键因素。

（一）人际关系的基本理论

1. 认知平衡理论　亦称“认知一致性理论”，20 世纪 50 年代由心理学家海德创立，是随认知社会心理学的兴起与发展而出现的理论。涵义是：人际关系是否和谐取决于人际间的认知水平、组合结构及文化结构的平衡。该理论认为，在现实生活中（也包括医患关系）可出现无平衡、不平衡、平衡 3 种关系，三者之间可互相转化，能通过思想沟通、求同存异而达到认知关系的平衡。

2. 社会相互作用理论　社会相互作用理论是一种源于社会学关于人际互动的理论。1959 年由美国社会心理学家蒂博特和 H. H. 凯利提出。他们强调交往是依赖交往各方相互作用的过程，两人互动的关键在于互动的结果，即互动的每一方获得的报酬与代价，酬赏若大于代价，互动就会继续和重现。人们在社会情境中彼此相遇时的情况如何，取决于彼此是否存在相依关系。根据相依观点，蒂博特把人际关系划分为 4 种，第一种是虚假相依，指参加相互作用的双方主要按自己的意图行事，与对方的反应很少相依；第二种是非对称的相依，指一方的行为基于对方的行为，而对方的行为主要依据自己的意图；第三种是反应性相依，指不管个人原来的意图如何，只按照对方说的去反应；第四种是彼此相依，指参加相互作用的双方不单单考虑自己的意图行事，也会考虑对方的反应，这是一种真正的平等的相互作用，这种相互作用是日常生活中，也是医疗活动中最重要的一种方式。

3. 强化情感理论　强化情感理论，1948 年由美国心理学家斯金纳提出。人际关系的强化理论认为，人际关系在很大程度上取决于彼此在认知过程中，引起的肯定或否定的情感反应程度，若以认可或奖励方式促进肯定情感（正强化）可增强人际吸引力，若以惩罚来加强否定情感（负强化），则可削弱人际吸引力。

（二）人际关系的基本原则

1. 平等原则　无论什么人，无论地位高低，渴求平等的心情是一样的。社会主义社会人与人之间的关系是平等的关系，在我们的社会里，人们只有社会分工和职责范围的差别，而没有高低贵贱之分。

2. 尊重原则　尊重包括自尊和尊重他人两个方面。自尊就是在各种场合自重自爱，维护自己的人格，尊重他人就是尊重他人的人格，保护他人的隐私。“爱人者，人恒爱之；敬人者，人恒敬之。”只有尊重他人才能得到他人的尊重。

3. 真诚原则　真诚是人际交往的基本要求，是人际交往的基础。古人说：“以诚感人者，人亦诚而应。”在交往中，只有彼此抱着心诚意善的动机和态度，才能相互理解、接纳、信任，感情上引起共鸣，使交往关系巩固和发展。

4. 宽容原则　宽容有助于扩大交往空间，滋润人际关系，消除人际间的紧张和矛盾。雨果说过：“世界上最宽阔的是海洋，比海洋宽阔的是天空，比天空更宽阔的是人的胸怀。”人际交往中，要学会待人以宽，豁达大度，非原则性问题，不必过于计较。

5. 互助原则　交往双方互相关心、互相帮助、互相支持，既可满足双方各自的需要，又可以促进相互的联系。一人有难，众人相帮；一方有难，八方支援。在最需要的时候，得到朋友的帮助，会使对方铭记于心，加深双方的情谊。

课程思政

团结协作　共克时艰

几千年来，“团结一心、同舟共济”是中华民族一以贯之的文化基因。从“兄弟同心，其利断金”的朴素道理到“能用众力，则无敌于天下”的金玉良言，从“五方之民共天下”的观念到“像石榴籽一样紧紧抱在一起”的中华民族共同体意识，团结统一始终被视为中华民族“天地之常经，古今之通义”。

面对新冠感染疫情，千千万万中国人前赴后继加入抗“疫”战斗。医护人员成就“最美逆行”，社区工作者坚守一线，广大群众捐款捐物……一个个战疫故事、感人瞬间，无不体现着“一方有难、八方支援”的精神传承，无不传递着“共克时艰、共渡难关”的坚定信念。

团结协作还体现在医务人员的日常工作中，本着一切以患者为主的思想，医生、护士、医技人员、后勤人员等互相尊重、团结协作，通过沟通，建立良好的工作关系，共同为患者提供准确而及时的诊断依据和治疗方案，保证护理工作的顺利完成。

大家都知道一根筷子能轻轻被折断，但把更多的筷子放在一起，想要折断是件很困难的事。作为一名医学生，在未来的工作岗位上要与人协作，真诚团结，这种团结精神是一种责任感、使命感，激励大家为了人的健康一起努力进取。

（三）人际关系的建立与发展过程

1. 定向阶段　在这个阶段，主要是初步确定要交往并建立关系的对象，包含对交往对象的注意、抉择和初步沟通等。生活中，人们在人际关系中对交往对象具有高度的选择性，自然而然地特别关注那些在某些方面能够吸引自己兴趣的人，进行表层自我表露。

2. 情感探索阶段　在这个阶段，双方主要是探索彼此在哪些方面可以建立真实的情感联系，尽管已经有了一定的情感卷入，但还是避免触及私密性领域，表露出的自我信息比较表面。

3. 情感交流阶段　在此阶段，双方的人际关系开始出现由正式交往转向非正式交往的实质性变化。表现在彼此形成了相当程度的信任感、安全感、依赖感，可以在私密性领域进行交流，能够相互提供诸如赞赏、批评、建议等真实的互动信息，情感卷入较深。

4. 稳定交往阶段　这是人际关系发展的最高水平。双方在心理上高度相容，彼此允许对方进入自己绝大部分私密性的领域，分享自己的生活，自我表露广泛而深刻，成为“生死之交”。但能够达到这一层次人际关系的人很少，人们与自己亲朋好友的关系大多都处于第三阶段的水平上。

知识链接

“人际剥夺”实验

良好的人际关系是人生存和发展的基础和条件，美国心理学家沙赫特曾做过一个“人际剥夺”实验：他以每小时15美元的高薪招募应试者到他创设的一个房间里去居住，居住的时间越长，得到的报酬越多，这个小房间完全与外界隔绝，没有报纸，没有电话，不准写信，听不到外界的声音，当然更找不到人聊天。每天只供应饮食等必需品。先后有5人应聘参加了这个实验。实验的结果是：1个人在小房间里待了2 h,3个人待了2 d,1个人待了8 d。这个待了8 d的人出来以后说："如果再让我在里面待1 min,我就要疯了。"这个实验充分验证了作为社会性的人,离不开与别人的交往,就像吃饭、睡觉一样,人际交往也是人的一种必然需要。

（四）人际关系的影响因素

从社会心理学角度看,人际关系受到心理因素制约,既有认知成分,也有情绪和行为成分,了解人际关系的影响因素对建立和发展良好的人际关系至关重要。人际关系的影响因素主要有以下几种。

1. 人际因素　包括人与人之间的距离、交往频率及相似性等。地理位置越接近,越容易发生人际关系。同在一地居住,同在一学校读书,同在一个单位工作,同在一栋楼房生活,彼此容易认识和了解,感情上也容易接近。

人们交往次数越多,越便于沟通信息、交流思想,进而联络感情、增进友谊、协调关系。如果"鸡犬之声相闻,老死不相往来",自然不能建立亲密的人际关系。当然,不必要的交往,也会使人感到厌烦,正像人们常说的"久聚难为别,频来亲也疏"。

共同的理想、信念、信仰、喜好,或有相同的经历、遭遇、兴趣和对事物的态度,或双方可以满足对方的需要,也是形成人际关系的重要内容。

2. 社会因素　社会因素是影响人际关系的客观外在因素。社会经济发展水平、人们的生活方式及价值观念、社会风气、道德风尚等都直接或间接地影响人际关系。一般来说,社会经济文化繁荣,人民生活富足,社会风气好,人际关系就密切;相反,如果社会动荡,人心不稳,金钱至上,道德沦丧,你争我夺,则人际关系恶化。

3. 组织文化因素　一个组织是强调做好工作,实现组织目标,还是强调搞好关系,形成和气的团体;是重视政绩和能力,鼓励通过扎实工作、勤劳创新来获得组织认可,实现自我价值,还是重视处理人际关系;都会对人际关系产生不同的导向作用,也直接影响人们处理人际关系的方式。

4. 个人因素　在群体中,一个性格开朗、活泼、心胸开阔、坦荡、性情和善、宽厚、富有同情心、能体谅他人的人,易受到其他成员的欢迎,因而也易同他人建立良好的人际关系。相反,一个性格孤僻、古怪、固执、自高自大、目空一切,或敏感多疑、感情贫乏、麻木不仁的人,就难以与人相处,难以形成良好的人际关系。

二、护理工作中的人际关系

（一）护理人际关系的概念和意义

1. 护理人际关系　是以护士这个特殊的社会群体为中心,围绕临床护理、卫生保健实践展开的,与患者和患者亲属、医生、其他护理人员等因服务或工作关系而建立起来的相互关系。

2. 护理人际关系的意义

（1）有利于营造良好的健康服务氛围。人际双方的友好交往会形成一个良好的交际氛围。同样,在医疗护理工作中,护士与服务对象及医疗机构中各部门间相互理解、信任和关怀,也会促进这种良好气氛的产生。

（2）有利于陶冶护士的性情。人际交往过程不仅是个体精神上或物质上的需要被满足的过程,更是人际双方在认识上相互沟通、情感上相互交流、性格上相互影响、行为上相互作用的过程。在护理过程中,护士建立各种人际关系的过程也是一种净化人格和陶冶情操的过程,良好的护理人际关系可以发展护士的个性品质,促进护士认识问题、解决问题能力的提高,还可以促进护士不断学习，使其专业知识得到不断更新、不断完善，在专业上更上一层楼。

(3)有利于提高护理工作质量及效率。良好的护理人际关系是做好护理工作的基本保证。在护理工作中协调、和谐的人际关系不仅能促进护士与其他医务人员之间的相互信任和密切协作，而且可以使患者积极主动地参与配合，使护理工作顺利进行，减少及避免医疗纠纷。

(4)有利于促进护理学科的发展。护理作为一门专业技术，具有其独特性。护理不仅仅是机械地执行医嘱，而是运用自己的专业知识与技能，主动为服务对象提供有利的护理服务。

(5)有利于贯彻以人为本的护理理念。人本主义强调爱、创造性、自我表现、自主性、责任心等心理品质和人格特征，其理念是满足服务对象的整体需要，生物-心理-社会医学模式也要求护士积极与服务对象及其他医疗从业人员配合，主动关心和了解服务对象的身心需求，并积极沟通和解决，从整体上为服务对象提供人性化服务。

(二)护理人际关系的特征

1. 专业性　护理人际关系具有明确的专业目的。与一般社交性人际关系不同，建立护理人际关系的目的是解决特定的专业问题，完成特定的专业任务。在护理人际关系中，不论是与服务对象的关系，还是与医生、其他护士或医务工作者的关系，都属于专业关系，目的都是相互协作，共同努力完成专业任务。

2. 时限性　护理人际关系的时限性是由护理工作的专业任务、特定时间跨度及性质所决定。时限性在护患关系上表现得最为突出。患者入院，关系开始建立，患者康复出院，关系便宣布终止；而护士与护士、护士与医生及其他医务人员的专业关系持续时间虽然很长，但就某一专业任务而言，仍具有时限性。

3. 多面性　随着护理专业的不断发展，护士的角色越来越多，角色功能范围也在不断扩展。护士在工作过程中既要从事临床护理工作，还要承担预防保健、宣传疾病知识、进行康复指导、提供卫生咨询等任务。护士在行使这些专业职能时，需要与各种各样的人接触交往，面对多方面的人际关系。

4. 复杂性　人际关系中的每一方都有自己的社会文化背景及生活经历，有自己特殊的生理、社会文化、精神心理需求，具有高度个性化，增加了护理人际关系的复杂性及处理难度。

5. 社会性　医疗模式的转变使护理服务对象从住院患者扩展到社会人群。因此，护士与患者间的人际关系带有社会关系的性质。护理人际关系的处理应遵守社会关系处理的基本原则，维护患者的基本权益，维护所在医院的形象及社会整体利益。

(三)护理工作中人际关系的主要类型

1. 护患关系　护患关系是指在医疗护理实践活动中，护理人员与患者之间确立的一种人际关系，是护理工作中最主要的人际关系。随着护理实践范围和功能的扩大，护患关系中的活动主体包含了更丰富的内容。护理人员一方可以是护理员、护士、护士长或护理部主任，而患者一方可以是患者及其家属、陪护人、监护人、患者所在的单位的人员。

2. 医护关系　医护关系是指在医疗护理过程中，医护双方建立与发展的工作性人际关系，其实质是一种群体关系。

3. 护际关系　护士之间的关系，是指护士长与护士之间、班组护士之间、科室护士之间、护理部与护士长和护士之间的相互关系。

4. 患际关系　是指患者与患者之间的关系。

三、护患关系

（一）护患关系的特点

1. 护患关系是帮助与被帮助的关系　在医疗护理服务过程中，护士给患者提供帮助和患者寻求护士帮助而形成特殊的人际关系。帮助的作用是为患者提供服务，履行帮助职责；而被帮助则是寻求护士帮助，希望满足需求。因此，任何一位个体的态度、情绪、责任心都会影响医疗护理工作的质量和护患关系。

2. 护患关系是一种专业性的互动关系　护患关系不是护患之间简单的相遇关系，而是护患之间相互影响、相互作用的专业性互动关系。这种互动不仅仅限于护士与患者之间，还表现在护士与患者家属、亲友和同事等社会支持系统之间，是一种多元性的互动关系。因此，互动双方的个人背景、情感经历、教育程度、性格特点、对健康与疾病的看法等均会影响相互间的感觉和期望，并影响护患关系的建立与发展。

3. 护患关系是一种治疗性的工作关系　治疗性关系是护患关系职业行为的表现，是一种有目标、需要认真促成和谨慎执行的关系，并具有一定的强制性。无论护士是否愿意，也无论患者的身份、职业和素质如何，作为一名帮助者，有责任与患者建立良好的治疗性关系，以利于患者疾病治疗、恢复健康。

4. 护患关系是一种短暂性的人际关系　护患关系是服务对象在接受护理服务过程中存在的一种人际关系，有一定的时限性，一旦护理服务结束，这种人际关系就会结束。

（二）建立良好护患关系的意义

1. 良好的护患关系是开展护理工作的重要前提　在护理过程中，各种护理措施的实施必须依靠护患双方的密切合作才能完成。为了及时了解服务对象的护理问题，护理人员需要收集服务对象的详细资料，做出客观的护理诊断，制订及实施护理计划，并及时反馈护理效果，以满足服务对象的需要。在此过程中，服务对象的合作非常重要。护患之间建立相互信任、相互尊重的关系能明显提高护患合作程度，也有助于有效地实施各项护理措施。

2. 融洽合作的护患关系对服务对象而言是一种良好的社会心理支持　良好的护患关系具有积极的心理及社会支持功能，能使服务对象在轻松、友好的氛围及积极的心态中进行治疗和康复。

（三）护患关系的基本模式

1. 主动–被动型　亦称支配服从型模式，是最古老的护患关系模式。此模式受传统生物医学模式的影响，将患者视为简单的生物体，忽视了人的心理、社会属性，将治疗疾病的重点置于药物治疗和手术治疗方面。此模式的特点是“护士为患者做治疗”，模式关系的原型为母亲与婴儿的关系。在此模式中，护士常以“保护者”的形象出现，处于专业知识的优势地位和治疗护理的主动地位，而患者则处于服从护士处置和安排的被动地位。此模式过分强调护士的权威性，忽略了患者的主动性，因而不能取得患者的主动配合，严重影响护理质量。在临床护理工作中，此模式主要适用于不能表达主观意愿、不能与护士进行沟通交流的患者，如神志不清、休克、痴呆及某些精神病患者。

2. 指导–合作型　近年来在护理实践中发展起来的一种模式，也是目前护患关系的主要模式。此模式将患者视为具有生物、心理、社会属性的有机整体。此模式的特点是“护士告诉患者应该做什么和怎么做”，模式关系的原型为母亲与儿童的关系。在此模式中，护士常以“指导者”的形象出现，根据患者病情制定护理方案和措施，对患者进行健康教育和指导；患者处于“满足护士需要”的被动配合地位，根据自己对护士的信任程度有选择地接受护士的指导并与其合作。在临床护理工作中,此模式主要适用于急性患者和外科手术后恢复期的患者。

3. 共同参与型　是一种双向、平等、新型的护患关系模式。此模式以护患间平等合作为基础,强调护患双方具有平等权利,共同参与决策和治疗护理过程。此模式的特点是“护士积极协助患者进行自我护理”,模式关系的原型为成人与成人的关系。在此模式中,护士常以“同盟者”的形象出现,为患者提供合理的建议和方案,患者主动配合治疗和护理,积极参与护理活动,双方共同分担风险,共享护理成果。在临床护理工作中,此模式主要适用于具有一定文化知识的慢性病患者。

以上3种护患关系模式在临床护理实践中不是固定不变的,护士应根据患者的具体情况、患病的不同阶段,选择适宜的护患关系模式,以达到满足患者需要、提高护理水平、确保护理服务质量的目的。

(四)护患关系的基本过程

护患关系的发展是一个动态的过程,一般分为初始期、工作期和结束期3个阶段。3个阶段相互重叠,各有重点。

1. 初始期　亦称熟悉期,是护士与患者的初识阶段,也是护患之间开始建立信任关系的时期。此期的工作重点是建立信任关系,确认患者的需要。

2. 工作期　是护士为患者实施治疗和护理的阶段,也是护士完成各项护理任务、患者接受治疗和护理的主要时期。此期的工作重点是通过护士高尚的职业道德、熟练的护理技术和良好的服务态度,赢得患者的信任、取得患者的合作,最终满足患者的需要。

3. 结束期　经过治疗和护理,患者病情好转或基本康复,已达到预期目标,可以出院,护患关系转入结束期。此期工作重点是与患者共同评价护理目标的完成情况,并根据尚存的问题或可能出现的问题制定相应的对策。

(五)护患关系的影响因素

1. 文化和价值观念的差异　不同的国家、地区和民族有不同的文化,有些文化习惯直接影响护患关系。

2. 患者及家属对护理服务的期待　患者及家属来寻求帮助,带着种种不同的期待。期待过高,现有的条件达不到,他们会很失望,认为护士业务水平不够,也可能认为护理人员对他们不够尽心尽力,进而导致对护理人员的不满和信任下降;期望不高,而得到预想不到的护士帮助,他们会很高兴,认为护士关心他、理解他。

3. 人格的差异　护士和患者都有各自不同的人格,所以他们处事的方法、对人的态度亦不尽相同。护理人员要尊重患者的人格,将患者当成自己的朋友、亲人和同志,应同情和理解他们,不可训斥、侮辱患者,更不得以任何借口刁难和歧视患者。

课证融通知识点

1. 人际关系的概念和原则。
2. 护理人际关系的意义。
3. 简述护患关系的基本模式及过程。

第二节 人际沟通

案例导入

肿瘤患者放疗时,每周测一次血常规,有的患者拒绝检查,主要是因为他们没意识到这种监测的目的是保护自己。

一次,护士小刘走进4床房间,说:“大嫂,请抽血!”患者拒绝:“不抽,我太瘦了,没有血,不抽了!”小刘耐心地解释:“抽血是因为要检查骨髓的造血功能,例如,白细胞、红细胞、血小板等,血象太低了,就不能继续做放疗,人会很难受,治疗也会中断!”患者好奇:“降低了,又怎样呢?”小刘说:“降低了医生就会用药物使它上升,仍然可以放疗!你看,别的病友都抽了!一点点血对你不会有什么影响的。”患者被说服了:“好吧!”

请思考:假如你是这名护士,你会怎样跟患者沟通?

一、沟通的概述

沟通一般是指信息发送者凭借一定的渠道,将信息发送给既定对象,并寻求反馈以达到相互理解的过程。沟通的分类如下。

1. 按沟通的组织结构特征分类 可分为正式沟通和非正式沟通。

(1)正式沟通:正式沟通是指按照组织明文规定的渠道进行信息的传递和交流。例如,组织内部的文件传达,上下级之间例行的汇报、总结,工作任务分配及组织之间的信函往来等都属于正式沟通。正式沟通具有组织的严肃性、程序性、稳定性、可靠性及信息不易失真的特点。

(2)非正式沟通:非正式沟通是指正式沟通渠道以外自由进行的信息传递和交流,它是正式沟通的补充。例如,员工之间私下交换意见、交流思想感情或传播小道消息等。其特点是自发性、灵活性、不可靠性。非正式沟通作为正式沟通的补充有其积极的作用,通过它可以掌握群体成员的心理状况,并在一定程度上为组织决策提供依据。但由于在非正式沟通中信息失真比较大,所以作为管理人员既不能完全依赖它获得必要的信息,也不能完全忽视它。

2. 按沟通的方向分类 可分为上行沟通、下行沟通和平行沟通。

(1)上行沟通:上行沟通是指在组织或群体中从较低层次向较高层次的沟通。它是群体成员向上级提供信息、发表意见和对情况的反映。如果上行沟通渠道畅通,可使下级员工向上级反映自己的意见和愿望,获得某种心理上的满足,同时也可使领导者及时、准确地掌握下级情况,为做出符合实际的决策和改进管理创造条件。上行沟通是一个组织领导者了解和掌握组织全面情况,以做出正确决策的重要环节。因此,组织领导者应大力鼓励下级向上级反映情况,从而确保上行沟通渠道的畅通无阻。

(2)下行沟通:下行沟通是指组织或群体中从较高层次向较低层次传递信息的过程。它是组织的领导者把组织的目标、规章制度、工作程序向下传达的沟通方式。下行沟通是使下级员工明确工作任务、目标、增强责任感和组织归属感,而且可以协调组织各层次的活动,加强各级间的有效协作。

(3)平行沟通:平行沟通是指组织或群体中各平行机构之间的交流及员工在工作中交互作用和工作交谈等。平行沟通能够保证部门间的相互通气、相互配合和支持,从而减少矛盾和冲突,有利于组织各种关系的平衡和稳定。

3. 按信息发送者与接收者的位置是否变换分类　可分为单向沟通和双向沟通。

(1)单向沟通:单向沟通是指信息的发送者与接收者之间相对位置不发生变化的沟通,即信息的交流是单向的流动。例如演讲、作报告、广播消息等都属于单向沟通。单向沟通的优点是信息传递快,其缺点是缺少信息反馈,信息的接受准确性差,当接收者不愿接受意见或任务时,容易引起不满与抗拒。

(2)双向沟通:双向沟通是指信息的发送者与接收者的位置不断变化的沟通,即信息交流是双向的活动。例如组织间的协商、讨论或是两个人之间的谈心等都属于双向沟通。双向沟通的优点是能及时获得反馈的信息,沟通信息准确性较高,通过沟通有助于联络和巩固双方感情。其缺点是信息完整传递速度较慢,接收者可以反对信息发送者的意见,在一定条件下可能给发送者造成心理上的压力。

4. 按信息沟通的过程是否需要第三者加入分类　可分为直接沟通和间接沟通。

(1)直接沟通:直接沟通是指信息发送者与接收者直接进行信息交流,无须第三者传递的沟通方式。例如面对面的交谈、电话交谈等。直接沟通的优点是沟通迅速,双方可以充分交换意见,交流信息,迅速取得相互了解。其缺点是信息的有效传递需要时间和空间的一致性,有时直接沟通存在一定困难。

(2)间接沟通:间接沟通是指信息发送者必须经过第三者的中转才能把信息传递给接收者。间接沟通的优点是不受时间和空间条件的限制。其缺点是较浪费人力和时间,且可能使信息失真。

5. 按照信息的载体不同分类　可以分为语言沟通和非语言沟通。

(1)语言沟通:语言是人类特有的一种非常有效的沟通方式。语言的沟通包括口头语言、书面语言、图片或者图形等。在沟通过程中,语言沟通对于信息的传递、思想的传递和情感的传递而言更擅长于信息的传递。

(2)非语言沟通:内容非常丰富,包括我们的动作、表情、眼神等。实际上,在我们的声音里也包含着非常丰富的肢体语言。我们在说每一句话的时候,用什么样的音色去说,用什么样的语调去说等,这都是肢体语言的一部分。沟通的模式有语言和非语言这两种,语言沟通更擅长的是信息,肢体语言沟通更善长的是人与人之间的思想和情感。

小游戏

沟通画图

将图 1–1、图 1–2 打印出来,并进行以下游戏。

1. 描述图 1–1　选一名学生上台观察图形 1–1,台上学生描述,台下学生只允许听,不允许提问,根据听到的信息来画一幅图。

2. 描述图 1–2　同一个学生在台上描述图 1–2 的形状,跟前面不一样的是,台下学生可以发问,两方可以进行沟通。

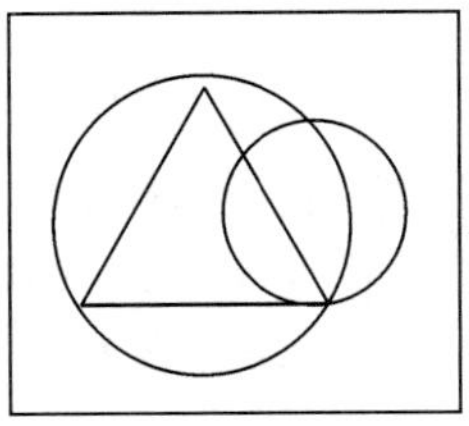

图 1-1　只能提示，不能沟通（不能问）

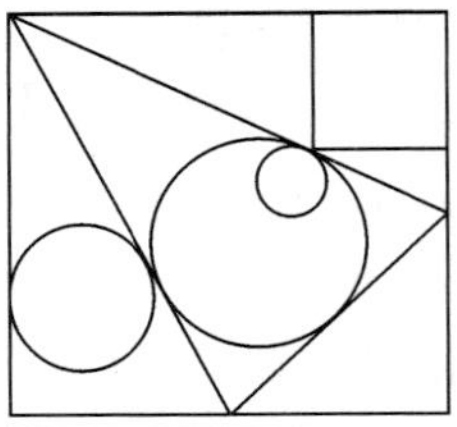

图 1-2　可提示，可沟通（问答）

最后，老师统计自认为画对的人数和实际画对的人数并做比较。

游戏意义：双向沟通比单向沟通更有效，双向沟通可以有效地了解更多信息。

二、人际沟通的概念和特点

（一）人际沟通的概念

人际沟通一般指人与人之间的信息交流过程。其过程就是人们采用言语、书信、表情、通信等方式彼此进行的事实、思想、意见、情感等方面的交流，以达到人与人之间对信息的共同理解和认识，取得相互之间的了解、信任，形成良好的人际关系，从而实现对行为的调节。

（二）人际沟通的特点

1. 目的性　人与人沟通时，存在一定的目的性。比如你在一个城镇中迷路了，想开口问路希望能够因此而获得帮助，不论你问的对象是什么人，一名警察或是小孩，不论你的语气是和缓或着急，均有一个你所要设法求得的目的性存在，就是你想知道你身处何方，如何找到你要走的路；或者与人借东西，沟通中的许多文字也许是多余的，也许不好意思开口，而拐弯抹角地说，但其目的仍是要跟人借东西而做的沟通。在人际沟通中，沟通双方都有各自的动机、目的和立场，都设想和判定自己发出的信息会得到什么样的回答。而双方的动机、目的和立场可能相同也可能不相同，因此，沟通的双方在沟通过程中发生的不是简单的信息运动，而是信息的积极交流和理解。

2. 象征性　沟通可能是语言性也可能是非语言性，如面部表情、书信、文章、文摘等非语言沟通，均能够传达出其表征的含义，具有象征性的作用；吵架、破口大骂、冷战不说话等非理性沟通方式，彼此双方也能够明白对方所表征出的意思。人际沟通往往借助语言和非语言两类符号，这两类符号被同时使用，二者可能一致，也可能矛盾。

3. 关系性　指在任何的沟通中，人们不只是分享内容意义，也显示彼此间的关系。在互动的行为中涉及关系中的两个层面，一种是呈现于关系中的情感，另一种是人际沟通中的关系本质在于界定谁是主控者。关系的控制层面有互补的也有对称的。在互补关系中，一人让另一人决定谁的权力较大，所以一人的沟通信息可能是支配性的，而另一人的信息则是在接受这个支配性；在对称关系中，人们不同意有谁能居于控制的地位，当一人表示要控制时，另一人将挑战他的控制权以确保自己的权力，或者是一人放弃权力而另一人也不愿承担责任。互补关系比对称关系较少发生公然的冲突，但是在对称关系中，权力较可能均等。

4. 互动性　人际沟通是一种动态系统，沟通的双方都处于不断的互动即相互作用中，刺激与反应互为因果，如乙的语言信息是对甲的语言信息的反应，同时也是对甲语言信息的刺激。要形成一个良性的双向互动沟通，必须包含 3 个行为，即说的行为、听的行为和问的行为，一个有效的互动沟通技巧就是由这3种行为组成的。换句话说，考核一个人是否具备互动沟通技巧的时候，看他这3种行为是否都出现及3种行为分别出现的频率。

5. 可塑性　有人把一些沟通上或态度上的错误都想成"这是天生的，无法改变的"，而不试着去改变自己的错误沟通态度。其实沟通是需要学习的，我们要试着去观察周遭环境中的人，谁的沟通技巧好，我们就向谁学习；谁的态度顽固不堪，我们要警惕自己别犯同样的错误，而且要在不断的学习和练习中获益。

6. 差异性　不同语言之间具有相似性，也有差异性，沟通效果在很大程度上依赖于语境和社会背景。人们在使用语言的同时，也在用这种语言中附带的社会属性如经济、文化、政治等构建语境。沟通主体认知上的偏见或刻板印象也会促使主体形成独特的思考方式，这两方面造成了在人际沟通中不同语言或个体的差异性。

三、人际沟通的原则

（一）平等的原则

人际交往中，首先要坚持平等的原则。无论是公务还是私交，都没有高低贵贱之分，要以朋友的身份进行交往，才能深交。切忌因工作时间短、经验不足、经济条件差而自卑，也不要因为自己是大学生、年轻而趾高气扬。这些心态都影响人际关系的顺利发展。

（二）宽容的原则

宽容主要是心理相容，即人与人之间的融洽关系，与人相处时的容纳、包含以及宽容、忍让。主动与人交往，广交朋友，交好朋友，不但交与自己相似的人，还要交与自己性格相反的人，求同存异、互学互补、处理好竞争与相容的关系，更好地完善自己。

（三）互利的原则

互利指交往双方的互惠互利。人际交往是一种双向行为，故有"来而不往，非礼也"之说，只有单方获得好处的人际交往是不能长久的，交往要双方都受益，不仅是物质的，还有精神的，所以交往双方都要讲付出和奉献。

（四）信月的原则

信用指一个人诚实、不欺、信守诺言。古人有"一言既出，驷马难追"的格言。现在有"以诚实为本"的原则，不要轻易许诺，一旦许诺，就要设法实现，以免失信于人。

课程思政

替夫还债　感动全国

陈美丽，女，32岁，汉族，江西省德兴市李宅乡宗儒村村民。2007年度"感动中国"候选人，入选2008年度"中国好人榜"，2009年第二届全国道德模范获得者。

2007年4月9日，陈美丽的丈夫因扑救山火意外身亡，不仅突然把她丢进孤苦无助的生活困境，还给她留下数万元债务。此后她贴出通告帮亡夫还债，无论是手持借据的，还是没有借据的，她都一一偿还。她宁愿自己过苦日子，宁愿自己打工赚钱，也要还清亡夫所欠。她不仅自己讲诚信，也信任他人的高贵品质，奉承"人死债不烂、欠债就要还"的朴素、诚信思想，感动了亿万人。网友称她为当下"中国最诚实守信的村妇"。

诚信是社会主义核心价值观的道德基础，重诺守信是中华民族的传统美德。陈美丽的故事告诉我们，要以诚待人、以信取人，说老实话、办老实事、做老实人。激发真诚的人格力量，以个人的言行遵守信诺，构建言行一致、诚信有序的社会。

四、人际沟通的作用

人际沟通具有心理性、社会性和决策性的功能，和我们生活的层面息息相关。心理上人们为了满足社会性需求和维持自我感觉而沟通，生活中为了发展和维持关系而沟通，决策中人们为了分享资讯和影响他人而沟通。

（一）心理功能

1. 为了满足社会需求和他人沟通　在心理学中，人是一种社会的动物，人与他人相处就像需要食物、水、住所等同等重要。如果人与其他人失去了相处的机会与接触方式，大都会产生一些症状，如产生幻觉，丧失运动功能且变得心理失调。我们平常可与其他人闲聊琐事，即使是一些不重要的话，但我们却能因此满足了彼此互动的需求而感到愉快与满意。

2. 为了肯定自我而和他人沟通　通过沟通，我们能够探索自我及肯定自我。有时能通过沟通，从别人口中得知自己的专长与特质，与他人沟通后所得的互动结果，往往是自我肯定的来源，人都想被肯定、受重视，从互动中就能找寻到部分答案。

（二）社会功能

社会功能主要以人际关系为主，有了沟通这一过程，人际关系才能进一步发展，例如在与某人做第一次交谈后，可能会决定和此人保持距离或者接近他亦或远离之。

（三）决策功能

我们无时无刻不在做决策，接下来是否要去看电视，明天要穿哪一套衣服，或者是否该给对方一个微笑，都是在做决策。决策可以靠自己决定，也可以跟别人商量后一起做决定。

知识链接

诚实守信——中华民族传统美德

1. 伟大人格的素质，重要的是一个诚字。——鲁迅
2. 丈夫一言许人，千金不易。——《资治通鉴》
3. 人而无信，不知其可也。——孔子
4. 信犹五行之土，无定位，无成名，而水金木无不待是以生者。——朱熹
5. 人之所助者，信也。——《易经》
6. 不宝金玉，而忠信以为宝。——《礼记》
7. 千教万教，教人求真；千学万学，学做真人。——陶行知
8. 以诚感人者，人亦诚而应。——程颐
9. 巧诈不如拙诚。——韩非子
10. 才者，德之资也；德者，才之帅也。——司马光

课证融通知识点

1. 沟通的概念及分类。
2. 人际沟通的特点。
3. 人际沟通的原则及作用。

练习题

1. 患者，女，32 岁，由于过量饮酒产生酒精过敏引发过敏性休克而急诊入院。在入院初期，护患关系的模式应为(　　)
A. 主动-被动型　　B. 指导-合作型　　C. 共同参与型
D. 服务-指导型　　E. 协作-合作型
2. 患者，男，直肠癌 Miles 术后当日进入 ICU，神志清醒。此时适用的护患关系模式为(　　)
A. 主动-被动型　　B. 指导-合作型　　C. 平等互动型
D. 共同参与型　　E. 辅助教育型
3. 患者，男，54 岁，患糖尿病 20 年，因低血糖昏迷急诊入院。患者恢复期，护患关系的模式应为(　　)
A. 主动-被动型　　B. 指导-合作型　　C. 共同参与型
D. 服务-指导型　　E. 协作-合作型
4. 患者，女，66 岁，大学退休教师，因高血压住院治疗。护士李某为其进行静脉输液时，针对该患者，护士在静脉输液中应采取的护患关系模式为(　　)
A. 指导型　　B. 被动型　　C. 共同参与型
D. 指导-合作型　　E. 主动-被动型
5. 下列有关护患关系基本模式的说法，错误的是(　　)
A. 护患关系的行为模式，依据护理人员和患者双方在共同形成的人际关系结构中各自所具有的心理方位、所发挥作用的程度等特点的不同而划分的
B. 主动-被动型模式的特征是"护理人员教会患者做什么"
C. 主动-被动型模式过分强调了护理人员的权威，忽略了患者的主观能动作用
D. 主动-被动型模式适用于对意识丧失的患者(如全身麻醉、昏迷)、婴幼儿护理时的护患关系
E. 主动-被动型模式是一种最常见的单向性模式
6. 护患之间建立良好人际关系的基础是(　　)
A. 信任　　B. 友好　　C. 真诚　　D. 体谅　　E. 宽容

(7～9 题共用题干)患者，女，65 岁。家庭主妇，文盲，诊断为糖尿病。由于该患者不懂普通话，护士对其提出的问题未予以及时解答，因此，该患者入院后对周围的一切都茫然不知所措，不愿配合护士工作。

7. 这一案例中的护患关系处于什么阶段(　　)
A. 观察熟悉期　　B. 理解配合期　　C. 合作信任期
D. 配合治疗期　　E. 终止评价期
8. 造成该患者不愿配合护士工作的原因是(　　)
A. 角色模糊　　B. 责任冲突　　C. 权益差异

D. 理解分歧　　　　　　　　E. 交往阻抗

9. 如果你是负责护士,要与其建立良好的护患关系。此阶段的主要任务是(　　)

A. 进行相关治疗活动　　　　B. 共同协商制订糖尿病护理计划

C. 建立相互了解与信任关系　　D. 对护理目标进行评价

E. 让服务对象对护理服务进行评价

（焦　然）

参考答案

第二章　护患沟通

知识归纳

学习目标

1. 知识目标　掌握护患沟通的概念和类型，熟悉护患沟通的意义，了解影响护患沟通的因素。
2. 能力目标　能够正确运用语言沟通和非语言沟通技巧进行护患沟通，具备规范、准确的语言表达能力。
3. 素质目标　养成文明的语言使用习惯，同时恰当配合非语言沟通技巧，提高人际沟通能力，构建和谐人际环境和良好的护患关系，培养学生的爱心、耐心和高度的责任心，树立正确的职业价值观念和良好的沟通习惯。

第一节　护患沟通概述

案例导入

王先生因车祸致颅脑外伤，入院行颅内血肿清除术。现已是术后第5天，仍昏迷不醒。由于病情危重，他的儿子一直陪伴在身边。值班护士正在办公室写护理记录，此时王先生的儿子来到办公室，说液体快输完了。值班护士立即停下记录，准备去换液体。这时王先生的儿子又一次来到办公室，很不耐烦地吵嚷着："刚才叫过你们了，怎么搞得，一直不来！"

请思考：

1. 王先生的儿子为什么不耐烦？
2. 作为一名责任护士，应该如何与患者家属进行护患沟通？

随着科学技术的不断发展、人类社会的不断进步及医学模式的转变，人们对自身健康的要求越来越高，同时对护理服务质量的要求也不断提高。护士亲切诚恳的语言可以为治疗创造先决条件，而简单不慎的语言刺激，会对患者造成不良后果，甚至影响患者的治愈过程。成功的护患沟通可以增强护士与患者及家属间的亲和力，避免许多护患间潜在的冲突，防止护患纠纷的发生。

一、护患沟通的概念

护患沟通主要指护士与患者及其家属之间的沟通，是医患沟通的重要分支之一，是建立良好护患关系，圆满完成护理工作的重要环节。

护理服务离不开沟通，在强调以人为本的整体护理过程中，人们往往把护士的沟通能力作为判断护士可信赖程度的标准。护士的每一次叮嘱、微笑或鼓励的话语，都体现了对患者无私、深沉的爱。良好的护患沟通的重要意义如下。

1. 护患沟通是实施生物-心理-社会医学模式的需要　现代医学模式的主要思想是把人理解为生物的、心理的、社会的 3 种属性的统一体，要从生物、心理、社会相统一的整体水平来理解和防治疾病。良好的护患沟通能够解除患者的紧张、焦虑、烦闷和恐惧等消极心理，增加患者的信赖和安全感，有利于患者的治疗和康复。

2. 护患沟通是体现护理人文关怀的需要　现代护理以人为本，护士应真诚关怀患者的生命与健康、人格与尊严。人文关怀是护患沟通的重要思想基础，护患沟通是人文关怀在临床护理中的具体应用。

3. 护患沟通是开展常规护理工作的需要　通过有效的沟通，护士可以系统地收集患者的疾病资料，为确定护理目标、制订护理计划、评价护理效果提供可靠的依据。在执行护理操作过程中，沟通也是护理过程中不可缺少的要素，有效的护患沟通是开展护理工作的基本要求。

4. 护患沟通是建立良好护患关系的需要　护患关系是护士与患者在护理过程中形成和建立起来的人际关系，它直接影响患者的心理变化，与患者的康复有密切关系。良好的护患沟通能够缩短护患间的心理差距和认知差距，增加患者对护士的信任和理解，减少护患之间的矛盾。

知识链接

生物-心理-社会医学模式

1977 年美国罗切斯特大学医学院精神病学和内科教授恩格尔（Engel. G. L.）在《科学》杂志上发表了题为“需要新的医学模式：对生物医学的挑战”的文章，批评了现代医学即生物医学模式的局限性，指出这个模式已经不能解释并解决所有的医学问题。为此，他提出了一个新的医学模式，即生物-心理-社会医学模式。

生物-心理-社会医学模式的主要特征是把人理解为生物的、心理的、社会的 3 种属性的统一体。人的健康和疾病不仅是生物学过程，而且有心理和社会的因素，要从 3 个因素相统一的整体来理解和防治疾病。

生物-心理-社会医学模式主张在已有生物医学的基础上，加强心理和社会因素的研究和调控，在更高层次上实现对人的尊重。不仅重视人的生物生存状态，而且更加重视人的社会生存状态。从生物和社会结合上理解人的生命，理解人的健康和疾病，寻找疾病现象的机制和诊断治疗方法。医生不仅要关心患者的躯体疾病，而且要关心患者的心理状态；不仅要关心患者个体，而且要关心患者的家属及患者所处的人群和环境。

二、护患沟通的层次

1. 一般性沟通　一般肤浅的、社交应酬开始语，如“您好”“今天天气真好”“你吃过饭了吗?”之类的口头语，这种话在短时间内使用有助于打开局面和建立友好关系，使初次交往的双方有一定的安全感。

2. 陈述事实性沟通　陈述客观事实，没有参与个人意见，或牵涉人与人之间的关系，如在入院宣教时对住院环境的介绍等。在此层次，不需要护患双方参与个人感情，而只需要将沟通中的信息或内容准确地传达给对方。

3. 交流看法性沟通　护患双方已经建立了信任，可以互相谈自己的看法，交流各自对问题或治疗的意见。在此层次，护士应注意不能流露不屑或嘲笑的意思，以免影响患者对护士的信任，导致患者停止提出自己的看法和意见，又退回第二层次做一些表面性的沟通。

4. 交流感情性沟通　这种沟通需要建立在互相信任，护患双方都有安全感的情况下，人们愿意说出自己的想法和对各种事件的反应。对待患者，护士应做到坦率、热情、真诚，帮助患者建立安全感和对护理人员的信赖，尽量实现与患者的交流感情性沟通。

5. 沟通的高峰　这是一种短暂的、完全一致的感觉，在日常社交中很少有人能达到这一层次，也不会维持多长时间，只有在第四层次时，偶尔自发地达到高峰。

三、护患沟通的类型

根据载体不同，护患沟通分为语言性沟通和非语言性沟通。美国心理学家艾伯特·梅拉比安曾经提出以下公式：信息的全部表达=7%语调+38%声音+55%肢体语言，此公式说明完整的信息表达在传递、交流过程中是由语言性沟通和非语言性沟通共同完成的。

1. 语言性沟通　语言性沟通是指使用语言或文字的形式将信息发给接收者的沟通形式。护理工作中的语言沟通是护士和患者交流思想和感情的主要途径，贯穿于护理工作的始终，渗透着护士对患者无微不至的关怀、真诚的祝福和深深的同情，融入着护士对患者的爱心、温暖和鼓励。在语言沟通中，采用相同的语系不仅是非常必要的，而且是相对简单的，但要求护患双方对所有的语言信息有同样的理解。

2. 非语言性沟通　非语言性沟通是指借助非语言符号，如表情、手势、眼神、服饰、体触及距离等进行的信息传递和情感交流。非语言性沟通可表达个人难以用语言表达的情感、情绪及感觉，具有较强的表现力和吸引力，又可跨越语言不通的障碍，所以往往比语言信息更富有感染力。

四、影响护患沟通的因素

护患沟通中有很多因素会影响有效沟通的进行，主要有以下几个方面。

（一）主观因素

1. 情绪因素　情绪是沟通过程中的感情色彩因素，它会直接影响沟通的效果。患者在疾病状态下容易出现负面情绪，如急躁、猜疑、妒忌等，直接影响患者的信息接受的正确性和沟通能力，从而影响护患沟通效果。

2. 认知因素　由于个人经历、受教育程度或生活环境等不同，会造成每个人的认知范围、深度、广度及认知领域、专业存在差异，认知差异会引起护患间沟通障碍。因此，护士与患者沟通时，要注意护理对象的知识水平、职业、理解能力，尽量选用对方能听懂的语言进行交流。

3. 性格因素　性格指在对人、对事物的态度和行为方式上所表现出来的个性特征。性格热情、直爽、健谈、开朗、大方、善解人意的人，易于与他人沟通；性格内向、孤僻、固执、冷漠、狭隘的人，很难与他人沟通。护士在与不同性格的患者沟通时，应注意根据患者的性格特征选择适当的沟通方式。同时护士必须具有热情开朗的性格，当遇到不愉快的事情，也能正确对待。这就要求护士不仅要掌握医学知识、护理技能，还要对自己的性格不断进行修正，使自己的性格更加符合护理职业的需要。

4. 价值观因素　价值观是人们对事物重要性的认识，或者说是人们对事物重要性的衡量标准。价值观会影响患者对疾病的认知和就医行为，而价值观又受文化水平、经济基础、生活环境等许多因素的影响。在护患沟通中，护士应善于分辨对方的价值观，避免偏见待人或将自己的价值观强加于人，以期达到较好的沟通效果。

5. 社会文化因素　社会文化是指民族、文化、职业、信仰等社会背景。特定的文化传统会形成许多鲜明的地域性和民族性的特征，影响制约着人们沟通的形式和内容。一般情况下，文化传统相同或相近的人在一起感到亲切、自然，容易建立相互信任的沟通关系。文化传统有差异的人沟通时，尊重对方的文化习俗将有利于沟通。

(二)客观因素

1. 生理因素　处于疾病状态下，有的患者存在永久性生理缺陷如聋哑、盲、智障、痴呆等，或者暂时性生理不适，如疼痛、疲劳、气促等，都会影响患者的沟通能力。护士在与患者沟通时应选择适当的方式，如通过图片板、手势语等与聋哑或不能开口说话的患者交流。并注意在患者身体不适时，交流的内容应简洁、具体，缩短交流时间，减少沟通对患者的影响。

2. 环境因素　环境因素包括噪声、隐密、氛围等，都会影响沟通的效果。

(1)噪声：安静的环境是保证口头语言沟通信息有效传递的必备条件，病房中其他患者及家属的交谈声音、仪器设备运转或报警声音都会影响护患沟通的效果。

(2)隐密：护患沟通有时会涉及患者隐私，若环境中有人员出入，或有其他无关人员在场，会使患者产生不安全的感觉，减少或隐瞒重要信息。因此，在与患者进行涉及隐私的沟通时，护士应尽量选择无人打扰的房间。

(3)氛围：沟通环境的温度、光线、气味及环境的美观程度等也可以影响沟通的效果。若环境中的温度过高或过低，光线过强或过弱，有刺鼻的气味，环境杂、乱、脏等都会对沟通产生不利的影响。

3. 沟通背景因素　护患沟通效果与患者就医经历、支持程度、护士技能水平等背景也有关系。患者就医经历顺利，对医护人员有心理上的信任，有利于保证护患间沟通效果；如果患者有过与医护人员不良的交往经历，容易对沟通的护士产生抵触和拒绝的心理，不利于护患沟通的进行。疾病会给家庭带来经济和生活压力，家庭成员的支持和体恤，会帮助患者树立战胜疾病的信心，减少他们焦虑、抑郁等负面情绪。护士的技能水平也会对护患沟通造成影响，技能水平较好的护士更能获得患者的信任，有利于护患沟通的进行。

课程思政

优质护理服务体现护理人文关怀

优质护理服务是指以患者为中心，强化基础护理，全面落实护理责任制，深化护理专业内涵，整体提升护理服务水平。在思想观念和医疗行为上，处处为患者着想，一切活动都要把患者放在首位；紧紧围绕患者的需求，提高服务质量，控制服务成本，制定便民措施，简化工作流程，为患者提供“优质、高效、低耗、满意、放心”的医疗服务。

优质护理服务的内涵主要包括要满足患者基本生活的需要、保证患者的安全、保持患者躯体的舒适、协助平衡患者的心理、取得患者家庭和社会的协调和支持、用优质护理的质量来提升患者与社会的满意度。

优质护理服务的理念是以患者为中心，尊重患者的人格尊严，最大限度地满足患者的生理和心理需求，方便、快捷、热情周到地为患者带来优质服务，从根本上体现护理人文关怀理念。

课证融通知识点

1. 护患沟通的层次和类型。
2. 影响护患沟通的因素。

第二节 护理工作中的语言沟通

案例导入

患者张女士输液瓶的液体快滴完了，她的家属到护士站请护士更换输液瓶。护士小王因太忙，只听到304病房某某输液快输完了，但没听清楚是哪一床，于是匆匆忙忙来到该病房。

小王："谁快完了？"

无人应声，小王看到张女士的液体快输完了。

小王："哦，是你快完了，怎么不说话？"

张女士："你这是什么话！大家都好好的，谁快完了？"

护士小王："我说的是药液快输完了。"

张女士："那你为什么不说清楚？"

请思考：

1. 该护士的说法正确吗？如果你是该护士，你该如何做？
2. 请说说如此回答的理由。

语言是人类交际的工具，也是传递信息的符号。语言沟通在护患关系中起着非常重要的作用，护士职业的特殊性决定了护士语言的特殊性。古希腊医生希波克拉底曾说过：医生有两种东西可以治病，一是药物，二是语言。良好的语言可以促进治疗，刺激性的语言可以导致疾病或者使疾病恶化。护士只有掌握语言沟通技巧，才能取得患者的信任，从而获得与患者有关的、全面的、有用的信息，进而为患者制订出合适的护理计划，最终达到帮助患者满足其恢复健康的需要。

一、语言沟通的类型

语言沟通是指以词语符号为载体实现的沟通，主要包括口头语言沟通、书面沟通和电子沟通等。

1. 口头语言沟通　口头语言沟通的形式很多，如对话、会谈、会议、广播等，在护理工作中应用非常广泛，如入院宣教、操作前的核对解释、术后健康教育等，都属于口头语言沟通，其特点是直观、形象、口语化、清晰。

2. 书面沟通　书面沟通是指借助文字进行的信息传递与交流。护患间通过健康教育宣传手册、术前宣教告知书等进行书面沟通。

3. 电子沟通　随着电子信息技术的发展、智能手机的应用，电子通信被广泛应用于沟通领域，护患之间也出现了借助网络平台或社交软件进行的沟通，如网络预约就诊、多媒体远程健康教育等。

二、语言沟通的原则

（一）语言的规范性

1. 用词应通俗　对于没有医学知识背景的患者来说，医学专业词汇往往晦涩难懂。护士在与患者交流时，应避免使用专业术语或医院内常用的省略语，应该选用患者能理解的词语与之交流。根据患者的认知水平和接受能力，用形象生动的语言、浅显贴切的比喻，循序渐进地向患者传授健康保健知识。

2. 语音应清晰　语言本身是声音的组合，说话要使人听得清、听得懂，才能交流信息、沟通感情。护士应讲普通话，吐字要清晰、发音要正确，并且尽可能掌握当地方言，减少沟通障碍。

3. 语意应准确　准确性是指使用确切的概念和术语，合理地进行判断和表述。要符合语法要求，不能任意省略或颠倒。无论是向患者或家属交代病情或注意事项，都应该用准确的语言，清晰、完整地进行表述。如果护士的语言表述含糊，定义不准，就会影响信息传递的准确性，可能影响治疗效果，甚至加重患者的心理负担。

4. 语速应适当　谈话的速度可以影响护患沟通的满意程度。护士在与患者交谈时语速不能太快，太快会影响语言的清晰度，但也不宜过慢或用过长时间停顿，以免引起患者的疑惑，造成不必要的误会。

（二）语言的审慎性

审慎就是周密谨慎，是指人们在行动之前的周密思考与行动过程中的小心谨慎。在护理实践中不仅表现为慎行，也表现为慎言。在护患沟通中要注意内容的选择，不是什么都可以原原本本地讲给患者听，特别是涉及诊断、治疗、预后的问题，尤其要谨慎。护士对患者的病情不能乱加评论，更不能在患者面前谈论有关治疗护理中的缺点和其他医护人员的做法，以免造成患者的误解。

（三）语言的礼貌性

护士礼貌用语反映了护士的素质修养，是尊重他人的具体表现，是护患关系的敲门砖。在护理服务中要做到“七声”：患者初到有迎声；遇到患者有询问声；进行治疗有称呼声；操作失误有歉声；与患者合作有谢声；接电话时有问候声；患者出院有送声。对患者的称谓要适当，对年长者称“老大爷、老大娘”，对一般者称“先生、女士”等，不可以用床号代替称呼。为患者进行护理时，要采用商量的口吻，避免用命令式的语气，不能训斥、指责患者。

（四）语言的暗示性

语言是神经系统的特殊刺激物，它能影响人的健康。语言的暗示性具有双重作用，即治病性和致病性。充满爱心和关心的语言使患者感到亲切、安慰，能使患者情绪稳定，受到鼓励，树立战胜疾病的信心，起到治疗疾病的暗示性作用，应多使用。不良的语言暗示可引起患者的焦虑，对健康的恢复产生消极影响，甚至会导致病情加重。因此，护士在日常工作中需随时注意自己的语言对患者所起的作用，合理使用暗示性语言。

（五）语言的知识性

护士语言的一个重要功能就是知识的传递。实际上，患者及家属对医护人员最敬佩的就是医护人员的医学知识。因此，护士要勤于思考、不断学习专业理论知识和技术，只有专业知识丰富了，才能做好健康教育和操作中的解释工作。例如，通过健康教育使糖尿病患者了解饮食的注意事项、胰岛素应用的注意事项、低血糖反应的表现及处理、并发症的预防措施等。

课程思政

医德高尚,情系患者

胡佩兰,1944 年毕业于河南大学医学院,1955 年任郑州铁路中心医院(现郑州大学第五附属医院)妇产科主任。她把“活着对他人有用”作为人生信条,70 岁退休后创办了胡佩兰妇科专科医院,用自己的专长继续奉献社会,89 岁高龄时仍坚持临床一线做手术。

2012 年,96 岁的胡佩兰依然在社区服务中心做妇科大夫,坚持坐着轮椅接诊。她医德高尚、情系患者,坚持开不超百元的“小处方”,决不让患者花冤枉钱。胡佩兰看病期间不喝水、不上厕所,怕耽误了患者的时间,看病从不限号,坚持看完最后一个才结束坐诊回家,这是老人几十年来的习惯。有一次,她给一个外地患者的小纸条上,清晰地标注上了检查所去医院的公交线路。她常说当一名好医生要有细心、耐心和爱心,最重要的是要有爱心。在患者看来,胡大夫医术好,看病仔细,而且从不乱开药,值得信赖。

“感动中国 2013 年度十大人物”给胡佩兰的颁奖词是:“技不在高,而在德;术不在巧,而在仁。医者,看的是病,救的是心,开的是药,给的是情。”胡佩兰让人懂得奉献的价值,明了医护人员责任的重大。她的坚持和爱心,给这个世界带来了温暖,诠释了医德修养的意义。

三、语言沟通的技巧

护士在工作中接触不同职业、不同性格、不同民族、不同社会层次、不同文化素养的人,语言沟通时要掌握谈话分寸、掌控谈话内容,达到收集病情资料、提供优质护理、促进患者康复的目的。护士在沟通中恰当地运用技巧,能够促进护患沟通的有效进行。

(一)倾听

倾听是指全神贯注地接收和感受对方在交谈时发出的全部信息(包括语言的和非语言的),并做出全面的理解。倾听在人际沟通中占有很重要的地位,也是最基本的一项语言沟通技巧,认真倾听是对患者关注和尊重的表现。护理工作中,通过有效的倾听,可以了解患者病情、治疗效果、各方面需求等信息,为患者提出护理问题,制订相应的护理措施,并取得更好的护理效果。

1. 特点　倾听和听是有区别的。“听”是人的感觉器官对声音的生理反应,“倾听”是将声音转换为意义的过程,是主动参与的过程,在这个过程中,需要对信息进行加工分析,并做出必要的反馈。

(1)积极主动获取信息:由于护患双方在护理沟通中所处的地位明显不同,所以要求护士要有强烈的沟通动机,即“倾听”的意愿,并尊重患者,充分发挥患者在沟通中的主观能动性,积极鼓励、引导患者倾诉,从其有限的主诉中获得最大的信息量。

(2)采用多种途径和方式:由于医学倾听不同于一般意义上的“听”,它以获取最大患者有关信息为最终目标,护士在倾听时要积极主动地调动一切尽可能多的感官参与倾听,即除了用耳朵去完成“听”的生理过程之外,还要用心、用脑、用眼神、用姿势等去完成“听”的情感交流过程。

(3)及时有效反馈:沟通、交流是一个动态、双向的过程,护士在接收患者信息时要有一个反馈的过程,护理工作中主动向患者反馈积极的信息,或鼓励患者进一步诉说,或确证、强调患者所讲信息,或适当插语调控谈话方向,使整个沟通过程“活”起来。

2. 技巧

(1)选择合适的倾听环境:护士应尽量选择安静、私密的环境,尽量排除一些偶然因素的干扰,如接打手机或突然噪声的干扰。

(2)全神贯注地倾听:保持目光的交流,以自然的眼神注视对方,并可通过微微点头或轻声应答"嗯""对""哦"等,以显示自己的全神贯注和对对方的关切,以使对方能畅所欲言。

(3)恰当的身体语言:在沟通时,护士无论是坐着,还是站着,都要将自己的身体正面朝向对方,必要时身体可稍前倾,手势不要过多、动作不要过大,以免使患者产生畏惧或厌烦的心理。如可能的话,护士应在与患者保持合适距离后,坐下来与患者交谈,这样表示护士有足够的耐心来倾听诉说。

(4)不要轻易打断:在谈话中,若非必须,不要轻易打断对方的谈话或不恰当地改变话题或转移话题,以免患者思路中断,影响后续的交流。当你感到不耐烦时,不要急于插话,要等到对方谈话告一段落时,再不失尊重地表明自己的看法或观点,或是说明不得不结束谈话的原因。如果患者表述有错误,也不要随便纠正,以免引起对方的反感。如果要提出意见,一定要讲究时机和方式,不要太莽撞。

(5)及时回顾总结:回顾是用较短时间在心里回顾患者的话,找出话中的关键词,透过关键词分析出对方感兴趣的话题和想法。如果在后续谈话中护士酌情加入患者所说过的关键词,就会让患者感觉到你对他所说的话很感兴趣或很关心,这样会使沟通进一步展开。总结是通过对患者语言的回顾,总结出重点,可以帮助护士得出患者的真实想法。若这些想法和护士的观点不同,护士仍应尊重患者的想法,患者可以坚持自己的观点或想法。只有接纳对方,对方才会接纳你,沟通双方才能共同建立融洽的沟通关系。

(6)控制自己的情感:在交流过程中,护士可能对患者所说的事情产生各种各样的情感,如果显露出来,可能干扰护患交流的过程和效果。因此,护士要善于调整自己的情绪,对诉说者的否定意见不要引申到人格、人性等层面,避免把个人喜好和倾向掺杂在谈话中,要对事不对人。

(二)提问

护士在与患者沟通时,不仅要学会听,更要学会问,倾听和提问相辅相成、相得益彰。提问是收集信息和核对信息的重要方式,也是确保交谈围绕主题持续进行的基本方法。通过提问可以了解患者更多真实的心理情况,掌握患者更准确的资料信息。

1. 方式

(1)开放式提问:开放式提问又称敞口式提问或无方向性提问,所问问题的回答没有范围限制,患者可以根据自己的观点、意见、建议和感受自由回答,护士可以从中了解患者的想法、情感和行为。如"您看起来不太愉快,您有什么想法吗? 请告诉我,我可以尽力帮助您。""过几天您就要动手术了,您对手术有什么想法吗?""由于您积极锻炼,您的下肢功能已经有了明显恢复,您有什么想法? 请谈谈,也许对继续锻炼有利。""黄先生,您对这两天的饮食感觉怎么样? 有评价请告诉我,以便我们进一步改进。"

开放式提问的优点是没有暗示性,有利于患者开启心扉,谈出更真实的情况,自己选择讲话的方式及内容,有较多的自主权,护士可获得更多关于患者的信息。缺点是需要较长的交谈时间。开放式提问并非随便提问,所有的问题均应围绕主题展开,从各方面求证。当患者回答问题出现偏题时,护士要能够通过适当的引导,让患者的话题重新回到主题上来。

(2)闭合式提问:闭合式提问又称限制性提问或有方向性提问,其特点是将问题限制在特定的范围内,患者回答问题的选择性很小,甚至可以通过简单的"是""否""有""无"来回答。护士可以通过这种方法在短时间内获得大量的信息,如患者的婚姻状况、过敏史、手术史、外伤史、输血史等。

如“您的家庭中有患高血压病的人吗?”“今天您能下床活动一下吗?”“您的胸痛是在哪个部位?”“您昨晚大约睡了几个小时?”“您平时经常进行哪项身体锻炼?”等。

闭合式提问的优点是使患者直接坦率地做出回答,护士能迅速获得有价值的信息,效率高。其缺点是回答问题机械死板,患者处于被动角色,得不到充分解释自己想法和情感的机会,缺乏自主性,护士也难以获得提问范围以外的其他信息。适用于互通信息性交谈,特别是收集患者资料如采集病史等。

2. 注意事项

(1)选择合适的时机:提问时机要适当,护患交谈一般都以提问作为开始,例如“您吃了吗?”“您今天感觉好些了吗?”“天冷了,您怎么没多加件衣服?”等,这些根据患者实际情况适时提出的问题,起到了启动交谈的作用。在患者心情异常沮丧或焦虑不安时,护士既要保持足够的镇定,又要能够理解患者的感情及引起悲痛的原因。这时可以用适时提问了解患者的真情实感,以帮助患者正面确定自己的情感和思想,让患者从中感受到理解和同情,护患双方产生共鸣。

(2)提的问题要恰当:根据需要提问题,问题不要提得太多,最好分次提问。一次问得太多,不仅给使患者产生应接不暇、不知所措的感觉,还会使患者产生反感情绪,甚至敷衍或拒绝回答。例如,“过几天您就要动手术了,您对手术有什么想法吗? 您对这两天医院的伙食有什么意见吗? 您对术后的恢复有什么看法?”护士一下提出几个问题,让患者不知到底回答哪个问题较好,甚至会导致心理紧张,产生压力。所以提出的问题要适量,要宁精勿难。

(3)围绕确定主题:提问应围绕交谈的主要目的进行,如对一位高血压患者,护士应围绕症状、饮食、休息、用药情况及相关的社会心理因素等来提问。其次要遵循温暖性原则,即在询问的过程中关心患者,关注患者的感受。当患者不恰当地改变交谈主题时,护士可用提问打断患者的谈话,如:“我能说两句吗?”“不好意思,能打断您一下吗?”等提问让谈话自然转入正题。

(4)注意循序渐进:提问时,先问一些比较容易、有趣的问题,让人尝到一点解决问题的乐趣,然后逐步加大难度,提出问题要有渐进性。在治疗性沟通中要面对不同层次的患者设计不同问题,在问题设计时,要全面了解患者的情况,包括患者的既往病史及目前的症状和体征,还有精神、心理等各方面的情况。要做到层次分明,由小到大,由易到难,由感性到理性,由现象到本质。如由患者的现病史到既往病史,由既往病史到家族史,由工作职业到经济状况,由生活习惯到心理特点等,这样循序渐进的提问才能激发患者的兴趣。

(三)共情

共情也译作移情、同感、同理心、投情等,是指能设身处地地体验他人的处境,对他人的情感、情绪具备感受力和理解力。共情是一种态度,也是一种能力。作为态度,它表现为对他人的关切、接受、理解、珍惜;作为能力,它表现为能充分理解别人的心事,并把这种理解以关切、温暖与尊重的方式表达出来。具备共情的人容易和他人建立和谐的人际关系,在和他人产生矛盾时,也能心平气和地以建设性方式处理问题。

1. 技巧

(1)思维同步:思维同步是指从他人的立场考虑问题,做到暂时忘我,从对方的思想、情感、立场、主张出发,理解对方的思维、想法,找到彼此的共同点,使得沟通更易进行。

(2)情感同步:情感同步是建立和谐人际关系的前提。在人际沟通中,情感上的彼此认同是一种可以直接表达思想的技巧,在情感上和他人保持认同感,我们的建议更容易被他人理解、接受,从而形成默契,达成行动同步。

(3)语言同步:语言是人类最重要的交际工具,是思维、情感的外化表现。沟通中的一切技巧都离不开语言,在表达对他人的认可、接纳、理解时,不仅要思维同步、情感同步,更要语言同步。

2. 训练

(1)提高自己的感受性:提高自己对他人情绪反应的敏感度,摆脱自我中心,学习关注他人。

(2)提高对他人的理解力:学会倾听,通过观察非语言信息,增加对他人的理解,用换位思考法提高对他人的理解能力。

(3)学会表达共情:沟通中注意表达对人情感、意图的理解与尊重。

(四)沉默

1. 作用　在交谈过程中,沉默本身也是一种信息交流,是超越语言力量的一种沟通方式。在交谈中恰当地运用沉默,是一种很有用的沟通技巧。护患沟通中沉默是给患者时间考虑他的想法和回顾他所需要的信息或资料;给护士一定的时间去组织进一步的提问及记录资料;使患者感到你是在真正用心地听他讲述;有助于患者宣泄自己的情感。沉默既可以表达接受、关注和同情,也可以表达委婉的拒绝和否认,关键是选择什么时机、场合及如何运用。

2. 技巧

(1)把握时机:一般来说,沉默较少运用于交谈的启动期和结束期,而较多地用于展开期。在启动期,沉默容易造成冷场,影响护患双方交流氛围的形成。而结束期的沉默可能暗示交流停止过早。在双方交谈展开期,沉默是有效交谈的一个重要组成部分。护士通过沉默表达对患者的理解和支持,用沉默告诉对方:"您继续说下去,我很理解您,也很愿意听您说。"

(2)整理信息:心理学专家指出,沉默可以让人有机会反省自己、检讨自己,沉默更可以支配他人的谈话态度和谈话方向。在护患双方的交谈中,特别是对某一有分歧的问题进行探讨时,护士要利用沉默来整理信息,调整思路,正确地对护理问题形成判断。

(3)善用体语:在运用沉默时,说话者通常还需要用点头、眼神注视、表情变化、人体触摸及诸如"嗯""哦"等语气词来表现对他人内心体验的感同。

(4)适当使用:尽管沉默的作用是有效的,但它在沟通中只起到辅助语言的效果。在交谈者双方没有相互充分理解的情况下,沉默将增加紧张度。当双方不清楚对方在沉默中究竟想做些什么时,沉默可能增加他们的不舒适和焦虑。交谈中过多运用沉默也可引起无所适从的感觉,太多的停顿和沉默可使参与者感到谈话目的不明确或无重点。所以在使用沉默技巧时,一定要把握分寸。

(五)幽默

医疗场所是一个严肃、拘谨的环境,极易造成患者的紧张、焦虑甚至恐惧等不良情绪,直接影响沟通效果。因此,在语言沟通中适当地引入一些轻松有趣而又意味深长的言语,可以起到缓解患者不良情绪、愉悦患者身心、增加沟通效果的作用。

幽默是运用诙谐的、意味深长的语言传递方式。它借助特殊的语法修辞使交往双方摆脱窘境,进入愉快的境地。幽默语往往是借助双关语、歇后语表达说话人的情绪,多用在化解困境、回答问题、消除误会的时候,它是一种智慧和自信的表现。

1. 作用

(1)缓解气氛:幽默的语言,利于交流,能使沟通气氛轻松、融洽。

(2)协调关系:在一些场合,我们有时会遇到一些尴尬的处境,这时巧用几句幽默的语言,就能在轻松愉快的笑声中缓解紧张尴尬的气氛,从而使自己走出困境,协调双方的关系。

(3)调动情绪:护士在进行沟通交流时,恰当运用幽默的表达方式,既能有效表达自己的意图,又能调动患者的积极情绪,取得事半功倍之效。

2. 注意事项

(1)注意分寸:做任何事情都有一个"度"的问题,幽默也是如此。在运用幽默时,应考虑场合、对象等客观因素。由于医学环境的特殊要求,应注意避免滥用幽默,防止给人以滑头、浮躁之感,甚至弄巧成拙。

(2)提高能力:想拥有适时得体的幽默感,首先要扩大知识面,知识面是幽默的基础,也是幽默的来源。培养观察事物的能力,培养机智应变的能力,是提高幽默素养的一个重要方面。

典型案例

一位著名的钢琴家,去一个大城市演奏。钢琴家走上舞台才发现全场观众坐了不到五成,见此情景他很失望。但他很快调整了情绪,恢复了自信,走向舞台对听众说:“这个城市的人一定很有钱。我看到你们每个人都买了两三个人的座位票。”音乐厅里响起一片笑声,为数不多的观众立刻对这位钢琴家产生了好感,开始聚精会神地欣赏他美妙的钢琴演奏。正是幽默改变了他的处境,协调了他和观众的关系。

(六)阐释

阐释是叙述并解释的意思。患者来到医院这个陌生的环境,常常心存许多问题或疑虑,如诊断、治疗的反应,病情的严重程度,疾病的预后,各种注意事项等,这就需要护士运用阐释为患者做宣传、解释并提供相关知识。

1. 作用　①解答患者的各种疑问,消除不必要的顾虑和误解。②进行护理操作时,向患者阐述并解释该项护理操作的目的及注意事项。③根据患者的陈述,提出一些看法和解释,以帮助其更好地面对或处理自己所遇到的问题。④针对患者存在的问题提出建议和指导。护士的这些提议和解释,对患者来说,是可以选择的,既可以接受,也可以拒绝。

2. 注意事项

(1)尽量为对方提供其感兴趣的信息。

(2)将自己理解的观点、意见,用简明扼要的语言阐释给对方,使对方容易理解和接受。

(3)在阐释观点和看法时,应用委婉的口气向对方表明你的观点和想法并非绝对正确,对方可以选择完全接受、部分接受或拒绝接受。

(七)核实

核实是指医护人员在聆听过程中,为了确认自己理解是否准确时采用的一种沟通技巧。核实是一种反馈机制,它体现了医护人员认真负责的精神。核实包括重述和澄清。

1. 重述　重述包括患者重述和护士重述两种情况。①护士将患者的话重复一遍,待患者确认后再交谈;②护士可以请求患者将说过的话重述一遍,待护士确认自己没有听错后再继续交谈。

2. 澄清　澄清就是在听的过程中,对于对方陈述时模糊的、不完整的、不明确或不太清楚的语言加以提问,以求得更准确、更具体的信息。

核实的注意事项如下。①在核实时应保持客观公正,不应加入任何的主观意见和情感。②重述可以直接使用患者的原话。③在治疗性沟通中,适当交替使用重述和澄清,先用重述引起对方的关注,等对方确认信息后,再提出要澄清的问题,从而起到核实信息准确度的作用。

四、开场和结束时的言语技巧

护患交谈中的言语技巧,体现在开场时、交谈时和结束时。

(一)开场技巧

良好的开场技巧有利于建立良好的第一印象,患者对护士的第一印象会对护患交谈的结果产生较大影响。如果护士在交谈之初即建立起一个温馨和谐的气氛,会使患者开放坦率地表达自己的思想情感,使交谈能够顺利进行。护患交谈开始前,护士应该先有礼貌地称呼患者,并介绍自己。然后,应向患者说明本次交谈的目的和大致需要的时间;向患者说明交谈中收集资料的目的是制订护理计划;向患者说明在交谈过程中希望他随时提问和澄清疑问。

(二)结束技巧

1. 结束交谈的时机

(1)不要突然中断交谈:结束谈话的时机,一般应选在患者的话题告一段落时,护士可以通过一些结束谈话的语句来告知患者。如:“好吧,今天就先谈到这里吧。”或者把话题引向较短的内容,做简短交谈后,再结束谈话。切不可突然中断谈话,不可在双方热烈讨论某问题时突然结束谈话,更不可在冷场之后无缘无故地离开患者,结束谈话,这些结束方式都是一种失礼的表现。

(2)留意对方的暗示:如果对方对谈话失去兴趣,可能会利用“身体语言”做出希望结束谈话的暗示。比如,经常看手表,频繁地改变坐姿,游目四顾、心神不安等。遇到这些情况,最好及时结束谈话。恰到好处的掌握时间:在准备结束谈话前能预留一小段时间,以便从容地停止。

2. 结束方式

(1)道谢式结束语:道谢式结束语在交谈技巧中具有较强的礼节性,它的基本特征是用客气话作为交谈的结束语和告别语,如:“谢谢您的配合(指导、帮助、支持等)!”道谢式结束语使用的场合和对象最广泛,无论在护患之间、同事之间、亲朋好友之间、左邻右舍及初次交往者之间都是适宜的。

(2)关照式结束语:当护患双方已经交换了意见、看法后,在交谈即将结束时,护士可关照患者需要特别注意的一些问题,这种结束方式体现了护士的职业情感,在护理实践中需较常使用。

(3)道歉式结束语:当因工作繁忙等原因造成护患交谈提前结束时应用道歉式结束语,如:“对不起,我现在必须去……我们下次继续谈好吗?”

(4)征询式结束语:征询式结束语是指当交谈将要完毕时,护士向患者再次征求意见:“您还有什么意见和要求吗?”这种结束语给人以谦虚大度、仔细周到的感觉。

(5)邀请式结束语:这种结束语的基本特征是运用社交手段向对方发出礼节性邀请或正式邀请,如:“欢迎下次再来啊!”

(6)祝颂式结束语:这种结束语的特点是有较强的礼节性和一定的鼓动性,常用于告别时。如:“保重身体。”“一路顺风!”

五、培养言语技巧的基本途径

1. 注重积累　护士语言修养是一个长期积累的过程,护理语言的学习不是一蹴而就的,而是要经过一个漫长的不断学习的过程,甚至贯穿于其护理职业生涯的始终。护士应注重不同语境下的语言训练,医疗操作过程中的、护患之间不同情景下的沟通技能,只有在应用中不断加强学习和训练,才能真正实践出一套属于自己的、学以致用的言语技巧。

2. 使用严谨　护理工作既有很强的技术性,又有很强的服务性,而且它的工作对象是有生命的人。这就要求护士的工作语言体现职业的特征,“听其言知其业”,护士平时的一言一行、一举一动要严格要求、严格规范,养成谨言慎行,三思而“言”的习惯。

3. 及时总结　语言修养在“修”(学习),更在“养”(养成),所以护士应随时随地注意语言的规范性和得体性。大到语言的内容编排、句式选择、艺术性表达等宏观策略,小到语速、语调、单个字词的推敲,护士的衣着、态度、表情,甚至于环境修饰等细节性问题,都应予以重视。

课证融通知识点

1. 语言沟通的类型和原则。
2. 语言沟通技巧：倾听、提问、共情、沉默、幽默、阐释、核实。

第三节　护理工作中的非语言沟通

案例导入

有位急性肠梗阻的患者急诊入院，护士做好了接诊准备。患者被抬进病房，大汗淋漓，非常痛苦，急需手术。此时护士面带微笑地对患者说："请不要着急，我马上通知医生过来。"说完不慌不忙地走了出去。

请思考：

1. 你觉得护士在接待该患者时是否存在错误？
2. 如果你是接诊护士，应该怎么做？

非语言沟通指的是使用除语言符号以外的各种符号系统，包括形体语言、副语言、空间利用及沟通环境等进行沟通。在沟通中，信息的主要内容往往通过语言来表达，而非语言则作为提供解释内容的框架，来表达信息的相关部分。尤其是在情感表达方面，非语言的暗示作用比语言更好。有学者曾经指出：如果将注意力完全集中在人类的语言交流上，那么许多交流信息将从眼前消失。因此，护士应当在护患沟通中正确运用非语言沟通，更好地为患者服务，提高护理服务质量。

一、非语言沟通的作用

1. 强化作用　非语言行为可以强化语言信息的效果，使语言信息更为准确和有效地传递。如演讲时配合适当的手势和面部表情，可起到加强语言效果的作用。护士在与患者进行一般沟通时，身体前倾，目光注视患者，能够表达对患者的尊重和关注，使沟通效果更好。

2. 替代作用　有时非语言沟通可以代替语言，沟通双方通过肢体语言和面部表情就能传递信息、表达情感。如翻白眼、撇嘴等都表达了不屑，耸肩可以表达无可奈何，拥抱和抚摸更能够起到安慰的效果。

3. 补充作用　非语言沟通与语言沟通相比，能够从更多方面、更多层次传递信息，对语言沟通起到补充作用，使语言表达更加准确、深刻。在日常生活中，对重要事项面谈比非面谈效果好，就是因为非语言沟通的作用。在护患沟通中，护士安慰的语言伴随关切的目光，更能传递对患者的关怀和抚慰。

4. 调节作用　某些情况下，恰当使用非语言沟通能够协调和控制人们之间的语言交流。如当患者欲言又止的时候，护士给予目光鼓励，就能帮助患者战胜心理障碍，继续交流；而当患者面露难色，不愿交流时，护士适时调整话题或结束谈话，可以避免尴尬和不适。

5. 重复作用　非语言行为可以重复语言的信息。如在日常生活中，用摇头、点头、摆手的动作重复语言交流中的“不”“是”“再见”等意思，都是对语言进行的必要重复，也是交流时无意识的自然表现。

二、非语言沟通的特点

1. 真实性　人们常说不要只“听其言”，还要“观其行”。多数情况下，非语言行为比语言更真实。词语的选择可以有意识地控制，而非语言行为通常是人的真实思想不由自主的流露，是无意识的。在人际沟通中通过观察体态语言可以领悟一个人的真情实意，鉴别对方说话的真伪。当语言行为与非语言行为所代表的意义不一样时，非语言行为所代表的意义更真实。如当某人说他不害怕时手却在发抖，那么人们更相信他是在害怕。非语言行为的真实性决定了其在沟通中不可替代的地位。

2. 无意识性　多数情况下，非语言行为是无意识的。正如弗洛伊德所说：“没有人能够保守秘密，如果他的嘴保持沉默，他的手指尖却在喋喋不休地说着，他浑身的每一个毛孔都渗出对他的背叛。”一个人的非语言行为更多的是一种对外界刺激的直接反应，是无意识控制的表现。如人在撒谎时，常常会不由自主地出现摸头发、摆弄手指、双脚交叉抖动等行为。

知识链接

微表情

微表情是瞬间闪现的面部表情，这种反应在一个情绪唤起事件之后快速出现而且很难抑制，能揭示人的真实感受和情绪。微表情一闪而过，通常作表情的人和观察者都察觉不到，更能体现人们真实的感受和动机。

微表情是心理应激微反应的一部分，它从人类本能出发，不受思想的控制，无法掩饰，也不能伪装。再能“装”的人，遇到有效刺激之后的第一瞬间也会出现微表情，他的“装”只能出现在微表情之后。因此，以微表情为代表的微反应是个人内心想法的忠实呈现，是了解一个人内心真实想法的最准确线索。

3. 共同性　非语言行为具有共同性，任何人无论其文化水平、社会地位有多大差别，不管属于哪个民族、哪个国家，使用哪种语言，都可以从其面部表情看到肯定或否定。如哭泣表达痛苦、悲哀，笑容表达高兴、喜悦。从这种意义层面来看，非语言沟通可以称为世界语言。即使受文化背景的限制，有时含义不尽相同，但也不影响它的共同性的理解。

4. 文化差异性　非语言行为同样具有文化差异性，不同文化背景下，某些非语言行为具有不同的意义。如在中国右手拇指与小指伸出是表示“六”，而在日本是打电话的意思；在中国示指弯曲代表数字“九”，而在日本则表示小偷、扒手；竖起大拇指在中国表示称赞、表扬他人的意思，在日本则表示父亲、丈夫或男性之意。

5. 情境性　非语言沟通的意义取决于特定的情境。同一非语言行为，在不同的情境下其含义也不相同。例如，皱眉可表示一个人不高兴，也可能是注意力集中时的面部表情；眼泪在不同的沟通情境中可以表达出悲痛与幸福、委屈与满足、生气与高兴等完全对立的情感。只有联系具体的沟通情境，才能了解其确切的含义。

三、非语言沟通的形式

（一）面部表情

面部表情堪称人类心理活动的晴雨表，是世界通用的语言，不同国家对面部表情的解释具有高度的一致性。尽管文化背景不同，面部表情却可以传递相似的感情。在人际沟通中，来自面部表情的信息，更容易为人们所理解和察觉，它是人们理解对方情绪状态最有效的一种途径，是非语言沟通中最丰富的源泉，面部表情可以表示多种多样的情感变化，如惊讶、幸福、悲伤、愤怒、恐惧、厌恶、痛苦、安详等。

面部表情是护士了解患者内心活动的镜子，护士可以从患者的面部表情变化获取病情变化的信息。护士更应该意识到自己面部表情的重要性，面对患者时，必须控制那些容易引起误解的表情，如惊慌、紧张、厌恶、害怕的表情，以避免患者误将这些表情与自己的病情相联系。

1. 微笑　微笑是人间最美好的语言，自然而真诚的微笑具有多方面的魅力。有人说微笑是人际交往中的润滑剂，是广交朋友、化解矛盾的有效手段；也有人说微笑是一种服务。护理工作中最常用也最有用的表情是微笑，在护患沟通中，护士的微笑能使患者消除陌生感，拉近护患之间的距离，护士的微笑对患者的安抚作用有时能胜过药物的作用，可以增加患者对护士的信任感。患者焦虑时，护士面带微笑地与其交谈，本身就是安慰剂；患者恐惧时，护士镇定从容的笑脸，能给患者以镇静和安全感。

护士的微笑一定要掌握场合和分寸，并非在任何情况下都要面带微笑，当患者疼痛难忍或因病不治时，护士对患者及其家属就不能面带笑容，应对他们表示同情，有适度的伤悲。护士的微笑应发自内心、真诚自然，要显示出友善、和蔼、愉快、热情，要切忌皮笑肉不笑，光露牙齿不动神，要笑得有神，就要求眼睛也含有笑意。

课程思政

爱的拥抱诠释护患真情

投身护理事业，奉献与拼搏是她生命的本色，她就是解放军总医院南楼临床部护理部副主任杨丽，一朵芬芳的军中白玉兰。杨丽于1982年毕业于原解放军第一军医大学，之后一直在临床一线工作。她始终用亲情温暖患者，用博爱服务患者，获得了患者及家属的广泛肯定和赞扬，并于2017年5月12日获得了第46届南丁格尔奖章。

1982年刚满20岁的杨丽，从军校毕业后被分到南方医院惠侨科工作。惠侨科专门收治港澳同胞、海外华侨和国际友人患者，是他们了解中国军队的窗口。杨丽常说，护士的价值在于爱和奉献，九分九不行，非十分不可。一位印尼患者有洁癖，每天更衣两三次，洗澡不用盆浴，也不用喷头，杨丽就一瓢一瓢地给她浇着洗。在她术后绝对卧床的日子里，不能刷牙，每次饭后，杨丽就用盐水棉球给她清理口腔；大小便后，杨丽就用消毒水清理干净。整整4个多月，她没休过一天假。患者痊愈出院时，坚持带两样礼物作为纪念。一样是中国国旗，一样是杨丽的军装照。临上车时，女患者拥抱了杨丽，哭着说："我生命的一半是印尼，一半是中国。"杨丽及时回应了这个拥抱，并用微笑和轻抚传达对患者的祝福。

杨丽用自己的行为诠释了作为护理人员的爱与善，她用一颗至爱至善之心，像雨露一样滋润着每位患者的心田。这样一个护患间真诚的拥抱，是患者对护士辛劳工作的肯定，也是对护士大爱的最好回馈，诠释了护患间的真情。

2. 目光　俗话说:“眼睛是心灵的窗户。”眼睛是人传递信息最有效的器官,目光是行为举止中最重要的一种信息渠道。在人际交往中,良好的眼神接触是一种最常见的非语言沟通方式,能反映双方的内心意向。在不同情景下,恰当的目光运用可以起到不同的作用,如鼓励的目光可使人感到振奋,关爱的目光可使人感到愉快,亲切的目光可使人感到温暖,责备、批评的目光使人产生内疚,镇静自若的目光可使人获得安全感。

在护患沟通过程中,目光接触常常能奠定沟通的基础。护士应该根据沟通情景选择目光的注视方式,当向患者讲述注意事项、进行术前谈话或介绍用药方法时,应当采用公务型注视,并注意目光应沉稳,给患者以关切与安慰之感。社交型注视适合于护患双方的沟通,与患者交换看法或聊天均可采用这种视线,它是临床工作中应用最多的视线。亲密型注视,越过双眼往下经过下巴到身体的其他部位,医护人员应避免这种注视方法。

3. 眉毛　人们常说眉目传情,眉毛的表意传情语言有很多种。横眉表示轻蔑和瞧不起、挤眉表示戏谑或愤怒,皱眉表示为难或有困难,扬眉表示喜悦或欢愉,锁眉表示忧愁,飞眉表示兴奋,展眉表示宽慰等。在护理服务中,护士要给患者以愉悦和信心,一定要使用礼貌的眉毛表情语,绝不能挤眉弄眼、横眉竖眼等。

(二)体态语言

1. 姿态　古人主张人的姿态站如松、坐如钟、行如风、卧如弓,这是姿态美的形象概括。养成良好的姿态是体现仪表美的重要方面,在人际交往中,无论举手投足、站立坐停、行走活动,都会在一定程度上透露出人的内心活动、情绪状态、健康状况等。

护士在与患者及家属沟通时要采取得当的姿态,无论是站姿、坐姿还是其他姿态,都应尽量把标准姿态用较为轻松的形式表现出来,减少对方的拘谨和不自在。忌各种小动作,如咬指甲、抓耳挠腮、摆弄衣角;忌表现得太随便,如倚门、靠墙、抖腿等。

2. 手势语　手势语是重要的交流工具,手作为人身体活动幅度最大的部位之一,在生活中时时处处都离不开它,举止之间总是透露着无穷的信息。有些言语无法传达的信息,通过简简单单的手势就可以被人了解。许多科学家认为,人类最初的语言不是有声语言,而是手势语,有声语言是在手势语的基础上形成的。

手势语可用来强调或澄清语言信息,增加语言沟通的效果。如向上伸大拇指,这是中国人最常用的手势,表示夸奖和赞许,意味着“好”“妙”“了不起”“高明”“最佳”等;大拇指和示指搭成圆圈,再伸直中指、无名指和小指,这一手势在一些国家经常使用,相当于英语中的“OK”,表示“同意”“赞扬”“允诺”“顺利”“了不起”等;在欧洲绝大多数国家,人们在日常交往中常常伸出右手的示指和中指,作“V”形表示“胜利”,“V”是英语单词 victory(胜利)的第一个字母,做这一手势时务必记住把手心朝外、手背朝内。

在护理活动中,手势语也有很大的作用。用优美和谐的手势语配合有声的语言能产生良好的效果。例如,当患者在病室大声喧哗时,护理人员做示指压唇的手势并凝视对方,要比用口语批评更奏效。对老年或听力障碍患者,可以更多地使用手势语,保证信息的准确传递。

(三)空间距离

空间语言,是一种空间范围圈,指的是各种场合中人与人身体所保持的距离间隔。空间距离能表明对他人的态度和与他人的关系。美国心理学家爱德华·霍尔将人际交往中的距离划分为以下4个层次。

1. 亲密距离　沟通双方距离小于 50 cm,适用于感情非常亲密的双方。在亲密距离范围内进行交往,话题往往非常私人性,常伴有身体接触。如母亲和婴儿、恋爱中的双方、亲密朋友在一起时,可保持亲密距离。

2. 个人距离　沟通双方距离以 50 ~ 120 cm 为宜，适用于亲朋好友之间的交谈。这是人际间隔稍有分寸感的距离，正好能相互亲切握手，友好交谈，又少有更亲密的身体接触。

3. 社交距离　沟通双方距离以 1.3 ~ 4.0 m 为宜，适用于正式社交场合或公共活动中。如社交性聚会、访谈都是在社交距离中进行的。一般在工作环境和社交聚会上，人们保持这个程度的距离，显示着一种更加正式的交往关系，象征着一种庄严的气氛。

4. 公众距离　沟通双方距离大于 4 m，适用于做报告、演讲等大型公共场合。在这种情况下，一人面对多人讲话，说话的声音要更响亮，手势、姿态夸张。

在现实生活中，这些距离范围并不是固定的，与人们的种族、文化、年龄、性别、个性、地位和心理素质等因素有关。在护理活动中，个人距离是护患交流中最理想的距离，但对老人、儿童可适当缩短距离。护理人员要保持对距离的敏感性，重视距离在沟通中的有效性和舒适性，通过对距离的选择和应用，表现对患者的尊重、关心和爱护。

（四）身体接触

身体接触是非语言沟通的特殊形式，它包括抚摸、握手、依偎、搀扶、拥抱等。在工作中，为了完成护理操作，护士经常要接触患者的身体。护理专业性身体接触主要有 3 种形式。①常规性身体接触：如测量血压、测量脉搏、皮肤护理、搀扶患者等。②关爱性身体接触：如护士拥抱啼哭的婴儿表示呵护，用手轻抚焦虑、恐惧患者表示安抚。③保护性身体接触：如使用护具约束患者、保护其安全等。

在护理工作范围内，审慎地、有选择地使用身体接触对沟通有促进作用。例如，对一个临终患者，当任何语言已不再有意义的时候，适度的触摸能把护士的关心传递给患者。给呕吐患者轻轻拍背，能缓解患者的紧张情绪。但是要注意，护士在与患者身体接触时应保持敏感与谨慎，尊重患者的习俗，注意分寸，尤其是对同年龄异性患者，应避免使人产生误解。

知识链接

婴儿抚触

婴儿抚触又称为婴儿按摩，是一种医疗方法。皮肤是人体接受外界刺激最大的感觉器官，是神经系统的外在感受器。早期抚触就是在婴儿脑发育的关键期给脑细胞和神经系统以适宜的刺激，促进婴儿神经系统发育，促进生长及智能发育。

给婴儿做抚触的好处非常多，能够增加婴儿的安全感，增进母子间的亲密感。具体体现在以下几点。

1. 提高免疫力　坚持每天 10 ~ 15 min 的婴儿抚触，能增强婴儿的免疫功能，提高其对外部刺激的抵抗力。同时能促进血液循环，加速代谢物质排出。此外，还能增强肌肉、骨骼、皮肤的柔软性。

2. 安定情绪　坚持做抚触，能透过皮肤的接触，让孩子对妈妈产生依赖，促进母子间的亲密关系，增强婴儿与父母的交流，让婴儿获得安全感，有效稳定宝宝不安的情绪。

3. 促进睡眠　抚触能让婴儿的紧张情绪得到缓解，有利于诱导其睡眠，改善睡前睡起后哭闹的情况。

四、非语言沟通的技巧

1. 注意使用对象的适用性和差异性　非语言沟通的使用应依据患者的年龄、性别、社会文化背景、双方关系和当时的情况等,确定非语言沟通的形式和方法。如对于焦虑不安的患儿,轻轻触摸其头面部,可以消除紧张,但如果触摸成年患者的头面部,则会引起反感。从中国的传统习惯来看,女性与女性之间的触摸比较容易取得好感,对于异性患者的触摸则应持慎重态度,年龄相仿者尤应重视。

还要注意某些患者疾病的特殊性,在护理传染性疾病患者时,既要做好个人防护,又不能刻意躲避,增加患者的心理压力。如在与艾滋病患者交谈时,不要把距离拉得太远,以免加重他们的心理负担和自卑感。

2. 合理综合使用非语言沟通　护士应综合运用非语言沟通形式,以期达到预期效果,在使用非语言沟通时应注意多种形式表达意义的一致性。如护士在完成护理操作时,应神态镇定自若、动作有条不紊,举止得体自然,与患者保持合适的个人空间。在患者需要时为其进行扣背或按摩等,操作前解释目的,操作后嘱咐患者应注意的事项,护士的姿态落落大方,面部笑容自然,言谈举止礼貌,称呼、声音、语气让患者感到亲切、温暖等,使患者自始至终受到专业的护理与照顾,对护理人员产生信任感和安全感。

3. 注意患者的非语言行为　在护患沟通时,也要注意患者的非语言行为,理解其中含义,更好地把握患者的真实感受。如在与患者日常交流时,患者目光左顾右盼,有可能提示患者目前没有继续交流的兴趣,应及时停止交谈;也有可能交谈话题对患者来说不方便深入,这时应改变话题。

课证融通知识点

1. 非语言沟通的概念、作用和特点。
2. 非语言沟通的形式和技巧。

练习题

1. 患者:“我每天都要喝一点酒。”护士:“请问您每天具体喝多少?”护士使用的沟通技巧是(　　)
   A. 叙述　　B. 重复　　C. 澄清
   D. 反映　　E. 反馈
2. 护患沟通的首要原则是(　　)
   A. 治疗性　　B. 保密性　　C. 规范性
   D. 艺术性　　E. 尊重性
3. 影响患者与责任护士沟通的因素不包括(　　)
   A. 患者的感受　　B. 患者的情绪　　C. 患者的身体状况
   D. 患者的籍贯　　E. 护士的专业能力
4. 患者沟通提问过程中,如果护士采用的是封闭式提问,其主要的优点是(　　)
   A. 患者就可以更好地阐述自己的观点
   B. 护士可以在短时间内获得需要的信息

C. 护士可以获得更多资料
D. 护士可以获得更加真实全面的资料
E. 患者可以更加全面地介绍自己的情况

5. 下列不属于非语言性沟通形式的是(　　)
A. 面部表情　B. 手势　C. 身体运动
D. 身体姿势　E. 健康宣教资料

6. 使用呼吸机的患者常常用手势和表情与护士传递交流信息,此时的非语言行为对语言具有(　　)
A. 补充作用　B. 替代作用　C. 驳斥作用
D. 调整作用　E. 修饰作用

7. 一位护士在与患者的交谈中,希望了解更多患者对其疾病的真实感受和治疗的看法,最适合的交谈技巧为(　　)
A. 仔细核实　B. 及时鼓励　C. 封闭式提问
D. 开放式提问　E. 认真倾听

8. 根据信息载体的不同,人际沟通可分为(　　)
A. 语言性沟通和非语言性沟通　B. 口头沟通和书面沟通　C. 书面沟通和非语言沟通
D. 正式沟通和非正式沟通　E. 有意沟通和无意沟通

9. 患者,男,6岁,因烫伤急诊入院。护士在询问烫伤经过时,患者家属说:“开水瓶倒了,整个后背都红了。”护士问道:“您刚才是说被开水烫伤了吗?”护士所采取的沟通策略是(　　)
A. 微笑　B. 核实　C. 回应
D. 移情　E. 沉默

10. 护患交流过程中,不宜选择的话题是(　　)
A. 治疗效果　B. 养身保健　C. 患者感兴趣的话题
D. 个人经历　E. 天气状况

(申洪娇)

参考答案

第三章 门诊、急诊护患沟通

知识归纳

学习目标

1. 知识目标　了解门诊、急诊患者的特点；掌握门诊、急诊患者的护患沟通技巧。
2. 能力目标　能根据护理工作环境、患者的特点，合理、顺畅地完成门诊、急诊护理工作中护患沟通的过程。
3. 素质目标　树立以人为中心的护理理念，在门诊、急诊护理工作中体现出文明、和谐、尊重等人文关怀，给患者提供温馨、友爱的就医环境和服务氛围，从而培养学生良好的职业道德和人文修养。

第一节　门诊护患沟通

案例导入

某医院门诊分诊台，候诊的患者及家属挤满了候诊室，有人在大声说话，有人拿着病历要求护士先让她就诊。护士看到人多，秩序混乱，非常生气，眉头紧锁，一脸不高兴，嘴里喊着："坐下，坐下，等着叫号，你们这么乱，我什么也听不到。"

请思考：

1. 该护士的做法正确吗？如果是你该如何做？
2. 请说说如此回答的理由。

门诊是患者来医院就诊的第一站，是医疗工作的前沿阵地，是直接对人民群众进行诊断、治疗和预防保健的场所，是医院面向社会的窗口。在门诊与患者及家属接触最早、最多的是门诊护士，门诊护士的沟通能力将直接影响患者的就医体验和医院的声誉。

一、门诊患者的特点

1. 担心、焦虑　随着社会经济的发展，医院的就医条件有了不同程度的改善，但门诊患者特别是首次来医院就诊者，对医院环境不熟悉，对就诊程序不了解。患者到医院就医，一般都经过挂号、候诊、诊断、检查、交费、取药、治疗等过程。在这个诊疗过程中，由于医院面积的扩大，科室和专业进一步细化，患者在就诊时，常常要来回多次"造访"多个部门和诊室，加上求治心切，希望尽快办理就诊手续，希望医护人员尽早明确诊断，或者害怕病情加重，往往对疾病的治疗表现出焦虑、烦躁情绪，甚至引起医患关系紧张。

2. 就医期望高　大多数患者都希望找到医术好的“神医”，尽快详细地检查，及时、准确地诊疗，药到病除；对护士穿刺总希望“一针见血”；对所有检查总希望一次就有了明确诊断。

3. 心存疑虑　近些年，由于部分医务工作者在诊疗活动中或多或少存在一些不良行为，导致“白衣战士”和“白衣天使”形象在人们心中有所暗淡，患者对医生的信任度有所下降，有些患者就诊时，一方面希望得到医生的治疗，另一方面又对医生的能力表示怀疑，心理表现较为矛盾。

4. 期待诊疗，祈求安全　患者就诊时期望医生为其进行全面检查，并给予正确诊疗，对自己患病经过的叙述，总担心有遗漏，而误导了医生的诊断，若医生不耐心倾听，便会产生自责和不安心理。尤其是一些有难言之隐的患者，叙述病情遮遮掩掩，而后又叮咛医生保密，希望医生对自己的健康提供安全保障。

5. 消费心理　由于每个患者经济收入、消费观念、文化素质存在差异，对医生诊疗水平、服务质量要求各不相同。有些患者希望医术高明的医生为自己诊治，但对医生开具的检查和药物不理解，总担心自己被“宰”；有些患者排队挂号、候诊很长时间，总希望医生能做详细检查，甚至主动要求医生给自己做检查，开“好药”，误认为便宜药不管用。

6. 药到病除、急于求成心态　门诊患者大多都对疗效有一定的疑虑，想迫切体验到治疗效果。特别是慢性病患者，病程长，治疗效果差，多次复诊常使他们怀疑医生的诊疗水平，有些患者甚至认为自己的病是治不好的，患者总希望一次就医就能“立竿见影”。

二、门诊护理工作的特点

1. 工作任务重而繁杂　门诊的护理工作任务包括导诊、分诊、候诊、治疗、咨询、观察突发应急情况、维持门诊秩序、健康教育等，患者的整个门诊就诊过程都需要护士进行针对性的指导、沟通。

2. 随机应变，护士素质要求高　门诊患者及家属来自社会各年龄、各职业、各阶层，其文化程度及就医需求也不完全一样，再加上就医人员流量大，病种多，病情的轻重缓急难以预测，就诊时间无规律。所以门诊护理工作对护士的综合素质要求高，不仅要求护士具备广博的专业知识、良好的护理技术、熟悉各种专科技术和掌握日常英语以满足多元文化的需求，还要思维敏捷、有较强的综合分析能力、良好的心理素质、道德素质、应变能力和人际沟通能力，通过观察、分析、沟通，及时有效地为患者解决问题。

3. 合理指导就诊，提高服务质量　对一般患者及时合理地进行分诊指导，按就诊程序有序进行，对病情紧急或危重的患者及时正确分诊，以保证其迅速快捷地得到救治。服务是门诊护理工作的重要部分，尽管门诊服务流程能够满足大多数患者的需求，可患者的需求是多元化的，且千差万别，护理人员的知识需多学科化和多能力化。门诊工作环境嘈杂，门诊护士每天置身于患者中间，与患者零距离接触，是医院感染的高危人群。门诊是护患矛盾多发的地点，大多数门诊患者焦虑、恐惧心理格外突出，或不承认现实，或刚进入患者角色，行为退化，容易激惹，感情幼稚，自我控制能力低下，常因小事与人争执。因此，门诊护士与患者的沟通应谨言慎行。

三、门诊护理工作中的护患沟通

门诊具有患者数量多、病种复杂、病情各异、人群流动性强、就诊时间短、病情观察受限、诊疗环节错综复杂、服务难度大等特点，因此，护理人员与患者及时有效的沟通是非常重要的。

（一）门诊导诊时的护患沟通

1. 热情接待，主动介绍　随着医学事业的飞速发展，人们对就诊的要求不断提高，患者就医有一种共同的心理需求，那就是希望能够得到重视、同情和理解，希望医护人员能主动与他们交流，希望了解医院的环境、医疗技术等相关问题，希望能马上见到接诊医生。这就要求导诊护士不仅要向患者介绍就诊流程，医院的环境、设施、科室分布等情况。对一些急危重症患者要及时、准确地发现情况，尽快与相关科室联系，施行相应的抢救，为急救赢得时间，同时配合医生进行抢救。护送危重患者到各科室就诊，既能挽救患者生命，又能赢得患者及家属的信任。

2. 就医指引，提供方便　患者从挂号开始，到就诊、做各种检查、取药、治疗等，需要经过几个不同的环节及场所，需要医护人员耐心、详细地给患者做好就医指引，以方便患者，减少患者不必要的麻烦。遇到行走不便的高龄患者或病情较重的患者时，导诊护士应酌情简化就医程序，予以关照，或主动向其他待诊患者做好解释，征得理解及同意后，协助患者提前就诊或做相关检查等。

3. 沟通协调，化解纠纷　对前来投诉的患者，护士应稳定其情绪，耐心倾听其诉说，对由于医护人员行为不当引起的投诉，应向就诊者致歉，并做好解释工作，必要时请相关部门协助解决。如患者投诉时情绪激动，护士可亲切地安抚患者，给患者让座、倒水，并配以安慰性语言，如："您好！请问有什么可以帮助您的吗？""您请坐，先喝点水，别着急，慢慢说。"护士应耐心倾听患者的诉说，认真记录。在患者陈述事件后，可说："请您放心，您的建议我会及时转告相关部门，不断改进我们的工作。"最后对患者说："谢谢，请慢走。"事后及时向相关部门或上级汇报情况。

课程思政

文明沟通　礼貌待人

文明是社会进步和国家发展的重要标志，也是社会主义现代化国家的重要特征。在社会主义核心价值观中，文明集中体现在社会主义先进文化的前进方向和社会主义精神文明的价值追求，弘扬和践行社会主义文明观，要深刻理解文明的内涵，并将其内化为个人核心价值理念。

护理人员的工作是以人为中心，应将文明精神和文明服务渗透到对患者的服务中，体现护理人员的文明意识和高尚的职业道德，所以文明沟通、礼貌待人是医护人员应具备的基本素质和良好的职业品质。

（二）候诊时的护患沟通

1. 准确介绍，配合救治　在候诊室等候期间，患者容易产生焦躁情绪。此时，护士应理解患者的心情，在接待每一位患者时，应该主动、热情地与患者打招呼，询问其是否需要帮助，合理安排和维持就诊秩序。还要介绍各科室的新技术、新业务及各科疾病的基本特征、好发部位、临床表现、常用药的价格、药理作用及用药后的不良反应、各项检查之前的准备及注意事项等医疗知识。如时间允许，可以根据患者关心的问题向患者介绍一些医院专科特色、专家诊疗特色及出诊时间，以及宣传相关疾病预防的常识和基础知识等，营造一个温馨、友善、互助、有序的就诊环境，使患者感受到医护人员对他们的关心和重视，从而增加患者对医护人员的信任感，消除陌生感。

2. 健康宣教，耐心解释　患者在候诊室候诊时，护士可利用候诊时间，采用口头、电视录像、图片、板报或赠送宣传小册子等形式开展健康教育，对患者提出的各种问题给予耐心解释和说明，主动与候诊患者进行沟通，询问是否有需要帮助的事情。对候诊时间较长、情绪烦躁的患者，应给予理解，并进行语言安慰：“请您再耐心等一会儿，今天患者确实很多，我们会尽快安排的。”切不可置之不理，冷漠对待。

（三）门诊治疗时的护患沟通

1. 治疗前科学解释　进行护理操作前，应礼貌地对患者做一些关于治疗措施的科学解释，让患者了解治疗措施的意义，充分体现对患者知情权的尊重。例如，要给一位发热患者肌内注射退热药时，应向患者说明：“您好，您正在发热，长时间高热会消耗体内大量水分，同时会损害人的大脑，这对您的健康很不利，所以现在我要按医嘱给您注射退热药，这是安痛定，退热效果比较好，请您把裤带松开，将裤子解下，让我来为您打针好吗？”注意，在整个治疗操作过程中，要求患者配合时一定要“请”字当先，不能以命令式的口气对患者说话。

2. 治疗中礼貌冷静　进行护理操作时，既要严格执行操作规程，又要做到动作轻柔、神情专注、态度和蔼。当患者配合治疗结束后，还应当向患者致谢，并给予适当的安慰。如：“谢谢您的配合。您现在需要好好休息，用药后一会儿就会感觉好些的，请不必担心。如果有什么不适可随时叫我。”整个操作过程中，都应注意保持举止有度、言谈有礼，即使遇上某些患者挑剔、为难，也要保持冷静，具有耐心，始终以礼相待。

3. 治疗后嘱咐送别　患者在门诊治疗结束离开前，除了必要的医嘱交代外，还需礼貌地关心、嘱咐患者注意保重身体，给患者留下急需帮助时的联系方式，把患者送到诊室门外，送上几句祝福、送别的礼貌语，如：“您慢走，注意按时服药，有不适请随时与我们联系或来诊，药袋上有我们的联系电话。祝您早日康复！”让患者来时痛苦、焦虑，走时舒畅、满意。

课证融通知识点

1. 门诊患者特点、门诊护理工作特点。
2. 门诊护理工作中的护患沟通技巧。

知识链接

医院窗口文明服务用语

1. 您好
2. 请坐
3. 请问
4. 请稍等
5. 谢谢
6. 您请讲
7. 很抱歉
8. 没关系
9. 不客气
10. 祝您健康
11. 对不起，大厅不能吸烟
12. 请不要着急
13. 很高兴为您服务
14. 对不起
15. 请到××服务窗口办理
16. 请原谅
17. 我会尽力帮助您的
18. 一有消息会立即通知您
19. 请让我再想想办法
20. 我说明白了吗
21. 请留下您的意见
22. 请问如何与您联系
23. 请与我们保持联系
24. 交给我，您请放心

25. 请听我解释
26. 这是有关规定,请过目
27. 希望您能满意
28. 请别遗忘您的材料
29. 很抱歉,此件还需提供相关证明
30. 我理解您的心情
31. 请慢走
32. 注意按时复查

知识链接

医院窗口文明服务忌语

1. 不知道
2. 不管
3. 没有
4. 不行
5. 讨厌
6. 真笨
7. 真烦人
8. 你等着吧
9. 急什么
10. 靠边站
11. 你烦不烦
12. 我没功夫
13. 你有完没完
14. 你问我,我问谁
15. 不已经告诉你了吗,还问
16. 没看我正忙吗？着什么急
17. 没看见上面有须知吗
18. 你没长眼睛
19. 你怎么什么都不知道
20. 神经病
21. 我没时间和你废话
22. 我就这态度
23. 这我解决不了,你爱找谁找谁去
24. 找领导去
25. 你怎么不提前准备好
26. 材料怎么不带齐
27. 我刚说过,怎么还问
28. 真啰嗦
29. 你自己看着办吧
30. 我是为你一个人服务的吗
31. 欢迎下次再来

四、门诊典型案例护患沟通示范

案例:患者,张某,男,68岁,教师。因颈部肿物来门诊就诊,患者首次就诊,不知晓就诊流程,因担心疾病,出现轻度焦虑。

(一)导医护士护患沟通

导医护士:(见患者进入医院主动迎接、点头示意、微笑服务)您好,叔叔！请问您需要什么帮助？

患者:(手指脖子)我这儿有个肿物,想找大夫看一下。

导医护士:让我看看具体是在哪个部位好吗？

患者:(手指肿块)在这里。

导医护士:大概在甲状腺的部位。叔叔您觉得这个部位痛吗？这个肿块是怎么发现的？

患者:不痛也不痒。大概是一周前洗澡时偶尔摸到的。

导医护士:除了这个,您还有别的症状吗？比如,发热、咳嗽？

患者:没有了,就跟平时一样啊,不发热也不咳嗽,吃饭也好,但是每次摸到这个肿块都很害怕,不会是癌症吧？听说不痛不痒的东西最可怕呢,我很担心。

导医护士:(微笑)您看您这是自己吓唬自己呢。您先别瞎想,我给您挂个号,让医生看一下,做一些相关的检查,然后听听医生怎么说。

患者:好吧,也只有这样。

导医护士:叔叔,您以前在这儿看过病吗?

患者:没有,我是第一次来你们医院。

导医护士:首次就诊需要先在这边登记一下,然后我带您去挂头颈科的号,好吗?

患者:好的。

导医护士:请您这边走。(护士带至导医台,递上纸笔)

导医护士:叔叔您请坐。请在这里填写您的姓名、年龄、地址和身份证号。(填写完毕)

导医护士:谢谢您的配合,挂号窗口在这边,请跟我来。

患者:好的,谢谢你。

导医护士:不客气。(递一份医院宣传资料)我是导医护士×××,在您就诊过程中,如果对我们的工作有什么意见和建议,请您及时提出,我们会进一步改进的。

患者:好的,谢谢。

(二)挂号护士护患沟通

挂号护士:欢迎您来我院就诊。请问要挂哪个科?

患者:(递上登记卡)你好,我甲状腺的部位有个肿物,要挂头颈科。

挂号护士:好的,您不要担心,我院的头颈科是全省重点学科,每天来就诊的患者很多,今天坐诊的是王医生,他在诊治甲状腺肿物方面很有经验,请您放心。

患者:今天就一位医生坐诊吗?我听说有一位大专家,他今天在吗?

挂号护士:今天他不出门诊,如果您需要,请在他出门诊时您再来看好吗?如果您家住外地,我们可以为您开通我们医院的特色服务"绿色门诊通道",不过您可能要等几分钟,因为他现在正在做手术。您看您想选择哪位医生为您看病呢?

患者:既然是这样,我就请今天坐诊的医生看好了,我相信你们重点学科的医生水平,应该不错的。

挂号护士:谢谢您对我们的信任。叔叔您是第一次来我院就诊吗?

患者:是的。

挂号护士:那我再核对一下您的信息。您叫张×,年龄68岁,家住×××,职业是教师,身份证号是×××。

患者:对。

挂号护士:好的。(患者递上挂号费)

挂号护士:谢谢,请收好您的钱和物品。这是您的病历本和就诊卡,请在就诊时向候诊室护士出示,并请您保管好,以便下次复诊时使用。头颈科诊室在门诊二楼,请在左边上扶梯,电梯口有导医护士为您指引。

(三)候诊室护士护患沟通

接诊护士:(点头微笑)叔叔您好,请问您是要看病吗?

患者:是的,我都等好几分钟了,啥时候才能轮到我啊。(递上就诊卡和病历本)

接诊护士:对不起,因为今天就诊的患者比较多,让您久等了。

患者:那我现在可以看病了吗?

接诊护士:请让我先核对下您的信息,并为您测量一下血压、脉搏、呼吸和体温,好吗?

患者:好吧。

接诊护士:您请坐。您要看的是头颈科王××医生?

患者:嗯。

接诊护士:您叫张×,年龄68岁,是吗?

患者:对的。

接诊护士:您就诊前有没有做过剧烈的活动?

患者:没,我在一楼的休息区休息了一会儿,刚才是乘电梯上来的,没做什么剧烈的活动。

接诊护士:那好。我来为您把体温计夹在左侧的腋下。(用纱布擦腋下,放好体温计)时间是10 min,现在是8点20分。

患者:护士,我年纪大了记不住时间,到时间你告诉我。

接诊护士:(微笑)叔叔您放心,时间我记着呢。您把右边的袖子卷起来,我给您测一下血压。

患者:好的。

接诊护士:(挽起患者袖子至肩下)叔叔。幸亏您穿得比较宽松,方便我为您测血压。请您在我测量血压的过程中不要说话。(测血压、数脉搏、数呼吸)

接诊护士:叔叔,您的血压是122/68 mmHg,您的脉搏是56次/min,呼吸是14次/min,血压和呼吸都在正常范围,脉搏稍慢,可能跟您的年龄有关,请您不要担心,待会儿我会把这些数值告诉医生。

患者:脉搏正常应该是多少啊?我有心脏病吗?

接诊护士:正常脉搏在60~100次/min,老年人脉搏稍慢,小儿脉搏比较快,这不是什么大的问题,脉搏的次数并不能诊断心脏病,请您不要担心。

患者:好的,我心里踏实一点了。

接诊护士:叔叔,时间到了,取出体温计吧。

患者:好的。

接诊护士:体温是36.8 ℃,正常。

患者:好,谢谢了。(护士将患者的信息和生命体征填写在病历本上)

接诊护士:叔叔,轮到您看病了,请您这边走。(护士带就诊卡、病历本,请患者进入诊室,交给医生)

医生询问病情,并进行相关检查,初步诊断为甲状腺肿瘤,且有贫血,医生开了维生素B_{12} 0.5 mg,肌内注射,每日2次。患者取药后到治疗室去做注射。

(四)门诊治疗室护士护患沟通

患者:(患者拿治疗单、药物,进入门诊治疗室)护士我要打针。

接诊护士:您好,我是护士李××,今天我来给您打针,请问您叫什么名字?多大了?

患者:张×,68岁了。护士,我怕打针,小时候打过,太痛了,你轻点啊。

接诊护士:好的,我打针不痛,请相信我,放心吧。

患者:这针是治疗啥病的。

接诊护士:这个维生素B_{12},可以纠正您的贫血症状。

患者:哦,这药得用多长时间?

接诊护士:医生给您开了一周的药,到时医生会根据您的情况,再制定治疗方案。

患者:好的。

接诊护士:您的下肢和臀部以前受过伤吗?

患者:没有。

接诊护士:请坐到这里,松开腰带,我看一下您的皮肤情况,这里痛吗?

患者:不痛。

接诊护士:那待会儿就在这里注射了,请问您还有什么需要吗?

患者:没有了。

接诊护士:好,您稍等,(护士用注射器抽好药物)叔叔,药备好了,把臀部露出来,放轻松点,现在为您消毒,消毒时有点凉,稍稍忍耐一下,很快就好。

患者:好。

接诊护士:我再核对一下,叔叔,告诉我您的姓名、年龄。

患者:张×,68 岁。

接诊护士:对的,放轻松点,现在给您打针,可能会有点痛。

患者:没关系。

接诊护士:叔叔,针打完了,有什么不舒服的吗?

患者:没有,一点都不痛。

接诊护士:这药 1 天 2 次,上下午各 1 次,记得按时来打针。

患者:好的,谢谢你,下次还让你给我打针。

接诊护士:好,如果我值班的话,非常愿意为您服务。

患者:谢谢,下次见。

接诊护士:您慢走,注意安全。

患者:好的。

第二节 急诊护患沟通

案例导入

患者,女,58 岁,晚上 12 点左右,因腹痛、呕吐 2 次,呕吐物为食物,由丈夫护送到急诊科就诊,来院时痛苦病容,双手捂着腹部大声呻吟。医生为其做完体格检查后,嘱咐其行 B 超检查,并抽血化验。此时患者反应较大,不断地呻吟喊痛,要求医生马上用药止痛。家属也不理解,认为是胃肠炎,没必要做 B 超,更不用抽血,认为医生让患者做检查是为了赚钱。

请思考:

1. 护士应该如何与患者及家属进行沟通?说明检查的目的和不能先用止痛药的原因。
2. 对于此患者应如何进行沟通才能避免发生护患纠纷?

急诊科的服务对象多是发病较急、病情较重或需要紧急抢救的患者。急诊护士要有良好的职业素质,简单高效的沟通能力,具备一定的抢救知识和经验,具有高度的责任心,业务技能熟练、动作敏捷,能及时有效地配合医生进行抢救,能够针对患者的实际情况和心理状态,采取适当的接待和救护方式。

一、急诊患者的特点

急诊患者多数起病急、病情复杂多变、预后难以预料,患者和家属缺乏心理准备,对所患疾病缺乏认识,又担心诊断不准确而延误治疗,患者会出现紧张、焦虑、恐惧的心理,他们希望医护人员马上为自己进行救治,立刻解除疾病带来的疼痛和不适。部分患者和家属对救治的效果不满意,极易迁怒于医护人员，冲突事件发生率较高。

二、急诊护理工作的特点

急诊护理工作同一般护理相比，具有随机性强、发病急、主动性强的特点，因此急诊护理对象与一般患者有所不同。

1. 随机性强　患者就诊的时间、人数、病种及危重程度很难预料，随机性大，常涉及多科室人员协作诊疗。这就要求急诊科护士具备高效能的组织协调能力和应变能力。

2. 发病急　急诊患者发病急、病情变化快，患者一旦来院就诊，应迅速开设“绿色通道”。根据患者的病情，要争分夺秒，按需抢救。急诊护士应具备丰富的理论知识、敏锐的观察判断能力和熟练的急救技术。

3. 主动性强　突发事件和暴力事件时有发生，急诊科护理人员在抢救患者的同时要有高度的自我控制能力、良好的沟通能力和自我保护意识。

知识链接

五常法管理

五常法管理的创始人是香港大学教授何广明先生。五常法管理最早用于现代企业管理，现在用于各行各业的管理中。五常法管理制度原则：常组织、常整顿、常清洁、常规范、常自律。①常组织：即整理区分物品的用途，清除多余的东西。②常整顿：物品分区放置，明确标识，方便取用。③常清洁：清除垃圾和污秽，防止污染。④常规范：制定标准，形成制度，防止差错。⑤常自律：养成良好习惯，提升人格修养。

医院急诊科患者病情复杂，工作强度大，护理冲突发生率高。五常法管理制度可提高工作效率；减少失误机会；提供有层次的工作环境；确保医疗安全；改善人际关系和提高员工素质，保障员工安全。

三、急诊护理工作中的护患沟通

急诊护理工作包括预检分诊、配合抢救和留观室护理工作，每个环节护理工作内容不同，沟通的方式也不同。

（一）预检分诊时的护患沟通

1. 热情接诊，主动询问　急诊患者由于病情急、来势猛，缺乏心理准备，从而情绪紧张、惊恐不安。此时护士应主动热情地接待患者，以简洁明了的语言询问患者的病情。如：“您好，您哪儿不舒服？”“您好，您别着急，请您简单谈一下发病的经过。”“不要紧张，到了医院，我们都会尽力来帮助您的，您放心。”让患者及家属感受到护士的热情、温暖和关心，稳定他们紧张急躁的心理，以利于下一步抢救工作的顺利进行。

2. 协调沟通，稳定情绪　根据初步的判断，确定患者的疾病方向，及时与相应科室联系，协调各科室人员的职责，全力合作救治患者。同时给患者及家属做好解释工作，沟通时态度要温和礼貌，语言恰当合理、简单有爱心。避免使用不当词语，以免激怒本就心情急躁的患者及家属，如“慌什么”“为啥不早点来医院”“别着急，医生还没来”等。

（二）救治时的护患沟通

1. 积极配合，实施救治　护士在了解患者的基本病情后，应立即配合医生进行救治工作，有效地抢救患者生命，解除患者痛苦。在护理操作中护士动作要轻、稳、准、快，确保救治技术准确、及时、有效。

2. 团结协作，密切配合　急诊救护涉及医疗、护理、实验室检查（化验）、放射、收费、药房及行政等多个部门，这些工作往往是一环扣一环。在涉及多个科室的合作救护时，护士应协助做好各科之间的协调工作，以救治患者为中心，相互间紧密配合、团结协作。

3. 忙而不乱，有效沟通　急诊护士在实施和配合紧急抢救的同时，应注重与患者进行沟通，了解他们的需求，给予亲切的安慰。急诊患者心理活动比较复杂，伴有一定程度的紧张和恐惧，如果护士再表现出紧张和慌乱，无疑会加重患者的紧张和恐惧情绪，使患者丧失生存的信心，所以急诊护士态度要更为温和礼貌，繁忙中不失礼节，表情自然、从容，语言礼貌、诚恳。在抢救室，可以对患者说："我就在您身边，会随时帮助您。""不要紧张，我们都会尽力来帮助您的。"在抢救过程中，对一些病情稳定的患者，护理人员可以说："别紧张，您的生命体征已经平稳了，好好配合治疗会更好的。"等语言，让患者了解自己病情进展及目前的治疗效果，通过护士精湛的急救技术和良好的沟通技巧来赢得患者的信任。在进行暴露性操作时，要保护好患者的隐私，对清醒患者要适当地进行解释、安慰和遮挡。

4. 给予理解，获得支持　由于患者起病急、病情重，家属往往在短时间内无法接受当前的现实，常表现出焦虑、坐立不安，极度担心亲人的病情，急于想了解患者的一切相关信息，甚至想亲临急救现场等。此时护士应充分理解家属焦急的心情，给予患者家属适当的安慰，切忌态度生硬，要耐心解答家属提出的各种问题，对家属的过激言行要冷静对待、充分理解。为保证抢救秩序，劝说家属及护送人员在急救室外和家属休息室等候，并及时通报患者的病情。在特殊情况下，可让家属陪伴患者，消除患者的孤独感与无助感，使患者心理得到支持。指导患者家属如何配合医疗护理工作及对患者给予关心与支持。对因抢救无效死亡的患者，应做好家属的心理疏导，严肃、认真地做好死者的善后护理，体现出对死者的关爱、同情与尊重。

课程思政

急患者之所急，想患者之所想

急诊科送来了一位农药中毒患者，昏迷不醒、呼吸衰竭、生命垂危，需要立即抢救。抢救室挤满了这位患者的家属，护士对家属说："请家属们先出去，我们好抢救患者。"有位家属却气冲冲地指着护士说："我们出去，人死了就找你算账。"甚至破口大骂，但护士仍然耐心地劝他们在门口等候，并配合医生进行抢救。气管插管建立人工气道，插入胃管进行洗胃，经过抢救和精心护理，患者终于转危为安。患者家属深为感动，那位骂人的患者家属痛哭流涕地对护士说："是我错怪了你们，多亏了你们，要不我的孩子就没妈啦，谢谢你们！"

护士在工作中要树立以患者为中心的理念，急患者之所急，想患者之所想，将心比心，多站在患者的及家属角度思考问题，自觉将新时代职业精神"敬佑生命、救死扶伤、甘于奉献、大爱无疆"融入工作中，并将其内化于心、外化于行。

（三）留院观察时的护患沟通

1. 及时巡视，掌握病情　急诊监护病房患者具有流动量大、观察时间较短、病情变化快的特点，护士应该勤巡视、多观察，增加与患者的交流和沟通，善于通过患者的语言、动作来捕捉病情变化的信息，动态地掌握病情的变化，亲切地对患者和家属进行安慰。

2. 随时沟通，消除疑虑　在监护病房，有些患者不适应室内的环境，对室内监护设备及一些抢救仪器感到紧张、恐惧。对频繁的治疗、观察及护理导致的紧张、快节奏气氛不能适应，如果没有亲属陪伴和亲友探望，遇到的全是陌生面孔，会感到伤心和孤独，甚至认为只有临死的患者才被送进监护室，从而产生种种疑虑。这时，护士要帮助他们熟悉环境，调整患者与环境的关系，改善患者因环境变化而引起的心理失控。亲切告知患者和家属留院观察时的注意事项，熟练轻巧地为患者完成抽血、输液、注射、导尿、洗胃、灌肠等各项护理操作，教会患者使用呼叫器，以方便患者在发生异常情况时使用。如“先生，您的液体刚输上，我会随时来看您，有什么不舒服请您随时和我联系，呼叫器在这里”，把呼叫器手柄放在患者随时能够拿到的地方。治疗结束后，护理人员应该叮嘱患者。比如拔针之后，护理人员要对患者说“您再多按压一会儿”。在病情好转的时候，护理人员应该给予患者热情的祝福和健康指导。在病情改善不明显的时候，护理人员应该给予患者安慰、鼓励，使其能够积极地配合治疗，如“您再休息一会”“您慢慢走”等。

3. 注重细节，取得信任　急诊观察时间一般为3～5 d，患者及其家属与医护人员接触时间短，对医护人员的每一个治疗细节都十分关注和极度敏感，其言谈举止对患者及家属的心理都会产生很大的影响，稍有不慎容易对救治行为不理解，甚至会产生“不被重视”的错觉。因此规范的抢救措施，恰当的语言沟通，得体的行为举止，是建立良好护患关系的保证。多关心并询问患者的自觉症状和心理需求，让患者感到温暖和安慰，增加患者对护理人员的信任。

课证融通知识点

1. 急诊患者特点、急诊护理工作特点。
2. 急诊护理工作中的护患沟通技巧。

四、急诊案例护患沟通示范

案例：某天，王护士在急诊科值夜班，电话铃响了起来。

护士拿起电话：“您好，这里是急诊科，请问有什么事？”

“你好，我是总值班，刚接到电话，有个大约16岁的男孩，因腹痛、上吐下泻疑似药物中毒，约5 min后，送到我们医院，请做好接诊工作。”

王护士严肃地说：“好的，我们立即准备。”随后立即向医师汇报情况，迅速准备急救药品和器械。3 min后，患者被几名家属送进急诊科，护士立即开启“绿色通道”。

护士：你不要紧张，请问发病多长时间了？

患者：1 h了。（伸出一个手指）

护士：发病前你吃什么了？（患者痛苦地摇摇头）

家属：他吃的是××，就是这个瓶子装的。

护士：喝了多少？

家属：这瓶是250 mL，大约喝了一半。

护士：以前得过什么病没有？

家属：没有，护士这个严重吗？孩子没事吧？

护士：我们会尽力帮助你的，请你们配合一下。（患者被推入抢救室）

家属把护士团团围住，急切地问道："他没事吧？你们一定要尽力抢救啊！"

护士：我们会尽力的，争取抢救时间。在抢救过程中有什么情况我们会及时告诉你们的。

（家属在抢救室外，焦急地等待着，加上其他患者的家属，各自担忧并讨论着患者的情况）

护士：你们这么多人在这里起不到什么作用，不如留下两个人守候在这里，其他人先回去等待消息，到时候也可以替换着休息一下。

家属：好吧，你们一定要救救他，他还小，经济方面你们不用考虑。

护士：放心，我们会尽力抢救的。

家属：拜托你们了！谢谢你护士！

抢救室内，医护人员在进行评估、诊断，制定抢救方案。（先进行洗胃）

护士：××，你喝的是农药，需要进行洗胃，洗胃就是把胃内没有吸收的农药给洗出来，减少药对你身体的影响。

患者：这个疼吗？

护士：我会非常小心的，插管时请在我的指导下做吞咽动作，请配合好吗？

患者：好。（点点头）

护士：你不要紧张，很快就结束了。（边洗胃，边与患者沟通）

（洗胃结束，需在留观室做进一步的观察和治疗）

护士：××家属，孩子经过洗胃，症状已减轻，需在留观室做进一步的观察和治疗。

家属：太好了，孩子脱离危险了，谢谢你们。（双手合十）

护士：不用谢，这是我们应该做的，孩子没事也是我们的愿望，不要责怪孩子，多与他说说话，安慰安慰。

家属：好的，谢谢。

练习题

1. 不属于门诊就诊特点的是（　　）

A. 患者数量多　　B. 人群流动性强　　C. 人群病种多

D. 就诊时间长　　E. 病情观察受限

2. 门诊护理工作对护士要求错误的是（　　）

A. 要求具备广博的专业知识、良好的护理技术、熟悉各种专科技术

B. 可不用掌握日常英语

C. 具备思维敏捷、有较强的综合分析能力

D. 具备良好的心理素质、道德素质、应变能力和人际沟通能力

E. 可通过观察、分析、沟通，及时有效地为患者解决问题

3. 下列关于门诊导诊护士工作中沟通说法错误的是（　　）

A. 热情接待，主动介绍　　B. 就医指引，提供方向　　C. 沟通协调，化解纠纷

D. 大概介绍，配合救治　　E. 健康宣教，耐心解析

4. 以下关于急诊患者特点说法错误的是（　　）

A. 多数起病急、病情复杂

B. 疾病谱广，但患者预后可预测

C. 患者和家属大都有紧张、焦虑、恐惧的心理

D. 部分患者和家属对疾病的发生及预后心理准备不足
E. 希望医护人员马上救治，立刻解除疾病带来的疼痛和不适

5. 以下关于急诊护理工作中的沟通说法错误的是（　　）
A. 安慰解释，稳定情绪　B. 紧急不失礼节，有效沟通信息　C. 团结协作，密切配合
D. 给予理解，获得支持　E. 满足患者一切需求

6. 急诊科护士接诊急诊危重患者，应首先（　　）
A. 热情迎接，诚恳地自我介绍　B. 向患者询问有关情况　C. 立即采取抢救措施
D. 办理挂号手续　E. 交接中禁忌心不在焉

7. 门诊导医护士的护理工作不包含（　　）
A. 热情接待每位就诊患者　B. 合理安排和维持就诊秩序　C. 主动帮助患者熟悉医院环境
D. 为患者引导方向并提供方便　E. 对每位候诊患者进行诊治处理

8. 护送患者出院时，护理用语不正确的是（　　）
A. 回家后请按时服药　B. 请定期来院复查　C. 请注意劳逸结合
D. 欢迎下次再来　E. 祝您早日康复

9. 患者，女，30 岁。因心搏骤停正在抢救，家属在一旁哭闹，这时护士应该对家属说（　　）
A. "赶紧出去，不要耽误抢救"　B. "你小声一点，不要影响我们抢救，谢谢"
C. "请您先离开抢救现场，谢谢"　D. "相信我们，会抢救过来的"
E. "已经这样了，哭是没有用的"

（10、11 题共用题干）患者，男，70 岁，主诉胸闷、气喘，独自来医院门诊挂号就诊。

10. 患者挂号时导诊护士不应（　　）
A. 主动、热情地与患者打招呼，询问是否需要帮助，合理安排
B. 耐心、详细地给患者做好就医指引
C. 酌情简化患者就医程序，予以关照
D. 宣传相关疾病预防的常识和基础知识
E. 直接给患者安排提前就诊

11. 导诊护士在倾听患者主诉时，哪项倾听技巧不可采取（　　）
A. 鼓励患者诉说　B. 重复对方的话　C. 对患者的情感理解做出反应
D. 对患者说的话做出评价　E. 导诊护士将患者所讲的内容给予综合分析并加以概括

参考答案

实训项目 门诊、急诊护患沟通

【目标】

1. 熟练运用护患沟通技巧，根据护理工作环境和患者的特点，完成门、急诊护理工作中护患沟通的过程。

2. 树立以人为中心的护理理念，体现文明、和谐、尊重等人文关怀。

【方法】

角色扮演、小组展示、总结纠正、课后反思，具体方法如下。

1. 课前 教师课前给学生布置实训任务，学生以小组为单位，参考以下案例或自行确定门诊案例，小组成员根据各自的优势选择角色，确定各角色的行为目标及角色特征，在课余时间，利用所学知识、图书和网络资源编写剧本、练习、讨论、再练习，直至熟练、满意为止。

2. 课中 每组展示前由组长对沟通案例、方案，角色分配及达到的效果进行介绍，然后进行案例沟通展示。结束后由教师和小组长进行评价打分并对小组成员的表现进行点评，指出优缺点。所有小组表演完毕，教师进行归纳总结，肯定成绩，纠正不足。

3. 课后 要求每位学生针对本次实训过程进行反思，写出实训报告，包括收获、存在的不足及改进措施、感悟等。

【案例】

案例一：王某，女，39 岁。因发热、头痛到医院门诊就诊，由家属陪伴，第一次到医院看病，不知道就诊程序。

根据案例，从门诊导医护士的就诊指导，候诊室护士测量体温，医生的看病过程及药物（安痛定的注射）治疗，对患者的答疑等进行沟通演示。

案例二：李某，男，62 岁。李大爷手捂着肚子，在家人的陪伴下到医院就诊，这天正好是周一，是医院门诊就诊人数较多的时间，他们在门诊大厅左顾右盼，焦急不安。

根据案例，从门诊导医护士指导患者选择科室进行挂号，到候诊室候诊，患者病情加重晕倒在地，护士、医生抢救，抢救后的诊治和健康教育等方面进行沟通演示。

案例三：晚上 11 点，急诊科值班护士接到电话，因交通事故有人受伤，急呼 120。接诊医生到现场检查后，初步诊断为脾破裂大出血，由家属陪伴，急救车送往医院急诊科。患者张某，男，36 岁。

根据案例，从急诊科值班护士的接诊，通知医生，医生、护士抢救，急诊手术，术后入病室等环节进行沟通演示。

案例四：王某，男，85 岁。有高血压病史多年，一直服用降压、降脂药物治疗。因近期血压不稳，由家属陪护到心血管内科门诊检查。

根据案例，从门诊导医护士的就诊指导，候诊室护士测量血压，医生的看病过程，指导口服降压药物的使用、健康教育及对患者的答疑等方面进行沟通演示。

案例五：张某，女，50 岁。皮肤病反复发作多年，多次到医院就诊，用药后好转，隔段时间又发作，皮疹一直在变化，对患者的生活和心情影响较大，存在有焦虑情绪。这次皮疹再次发作来皮肤科门诊就诊。

根据案例，从患者门诊候诊时患者情绪不稳，到看病反复询问有没有更好的治疗手段，取药后的用药指导和健康教育等方面进行沟通演示。

【评价】

包括自我评价、小组互评、教师评价，评分标准如下。

考核指标	考核要点	分值	扣分
语言沟通能力	1. 语言表达积极主动、情景适宜、符合礼仪规范 2. 词意表达简洁准确、逻辑条理性强，用词准确、贴切、易懂，信息表达完整、通顺、连贯	10 15	
非语言沟通能力	1. 服饰得体，姿态自然、端庄，目光和蔼、面部表情亲切自然、举止稳重，手势、触摸等应用适度、自然、得体、和谐 2. 音量适中、语速和缓、语调轻柔自然、富有情感，叹词、停顿等应用符合沟通情景 3. 合理、有计划安排与患者沟通的时间，根据不同的沟通层次和内容选择合适的沟通场所，保持合适的沟通距离	15 5 5	
沟通技巧能力	1. 全神贯注倾听，注意自己的语言和非语言行为，真正理解患者所表达的内容和情感，并通过适当的方式给予及时反馈，不急于打断、评判患者的谈话（倾听能力） 2. 从患者的角度出发，通过言语表达反映出患者的各种情感和根本问题，并给予支持、理解和疏导，提出具体可行的措施（共情能力）	10 10	
协调能力	促进患者与医务人员之间、患者与家属之间的信息沟通和情感联系，激发群体互动作用，创建积极的群体氛围	10	
综合评价	1. 小组成员之间的协调和配合默契，对场景的布置合理 2. 沟通过程设计合理，表演环节的安排紧凑，演绎生动	10 10	
总分		100	

评分者__________

（刘晓芳　何　敏）

第四章 病区护患沟通

知识归纳

学习目标

1. 知识目标　了解内科、外科、产科、儿科及重症监护病房患者的特点；说出不同科室患者的护患沟通方法。
2. 能力目标　根据各病区患者的特点，合理、顺畅地完成护患沟通的过程；培养有效沟通的能力。
3. 素质目标　树立以患者为中心的护理理念，体现人文关怀，培养学生良好的职业道德和人文修养。

第一节　内科病区护患沟通

案例导入

患者，男，72岁，小学文化，反复咳嗽咳痰近30年，活动后心悸、气短8年，2 d前因受凉感冒，出现发热、咳嗽、咳痰，痰液呈黄色不易咳出，在家服药效果不佳，呼吸困难逐渐加重而就医。诊断为慢性支气管炎急性发作，阻塞性肺气肿入内科治疗。

请思考：

1. 患者刚入院时护士如何接诊患者？

2. 患者入院3 d后病情明显缓解，痰液呈白色黏痰，但仍不易咳出。医嘱雾化吸入，这时护士应如何与患者进行沟通？

临床上内科病区有呼吸内科、消化内科、心血管内科、神经内科、内分泌科、血液内科等。内科疾病的发展过程分为急性期、慢性期和康复期，多以慢性期疾病居多，其病情复杂多变，患者有儿童、青年、中年及老年人患者因病情的轻重、病期和年龄的不同，会产生不同的身体变化和心理活动。因此，内科护理人员应密切观察患者的身心状况，根据不同患者的疾病特点及心理特点，与患者进行有效的沟通交流，促进患者的早日康复。

一、内科患者的特点

1. 思想负担重　内科疾病病因复杂，病程比较长，有些患者的身体会出现不可逆转的病理变化，药物治疗的时间长，疗效又不太理想；有的疾病只能控制症状，不能痊愈，甚至还会出现各种并发症，患者需要长期治疗和护理，这在一定程度上给患者的身心造成了痛苦和折磨。

2. 心理反应复杂　内科患者的病情时好时坏反复发作，这给患者的身心带来了一定的痛苦。因此，患者容易出现焦虑、急躁、恐惧、悲观、抑郁、丧失信心等一系列不良的心理反应，严重影响了患者的身心健康，给患者的治疗带来了不良的影响。

3. 角色行为冲突　内科疾病病程较长，经久不愈，特殊情况下或留有后遗症、失用性残疾等生活不能自理的问题，给患者及家庭带来了一定的经济负担，易出现个人就业与家庭生活等多种矛盾。

二、内科护理工作的特点

1. 护理工作复杂，护士素质要求高　临床内科护理工作包括病情观察、药物护理、心理护理、健康教育等。内科患者的病程长，病情复杂多变，这要求内科护理人员应具有高度的责任心、敏锐的观察力及扎实的理论知识，能及时准确地发现患者的病情变化；药物治疗是内科疾病的主要治疗方式，患者在药物治疗过程中可能会出现一些不良反应，这要求内科护理人员要熟悉药物的药理作用和不良反应，掌握药物的性能和配伍禁忌等；疾病的久治不愈，患者容易出现焦虑、悲观、失望等负面情绪，这要求内科护理人员还应具有良好的沟通能力，通过有效的沟通交流减轻患者的不良心理反应，帮助他们树立战胜疾病的信心；内科大部分患者出院后仍需继续服药治疗，这要求内科护理人员不但要为患者提供住院期间的健康信息指导，还要为患者提供出院后的自我保健和预防保健指导等。

2. 治疗手段不断创新，护理知识和技能随之提高　随着医疗水平的提高和科学技术的发展，内科疾病的医疗手段不断创新和拓展，日益出现的新技术、新设备，如冠心病的介入护理、逆行胰胆管造影的护理等，这对内科护理人员提出了更高的要求，内科护理人员在做好传统药物治疗护理的基础上，还应具备获取和快速掌握新知识的能力、熟练规范的操作技能及新技术的普及推广能力等。

3. 护理服务理念更新，护理任务不断扩大　随着人们对健康需求的日益增长，护理工作已经从医院扩展到社区和家庭，从患者个体发展到社会人群，从注重疾病到关注健康、提供生命健康的全程护理，以“人的健康为中心”的整体护理已成为护理事业发展的核心理念。内科护理人员不但要为患者提供住院期间的护理服务，还要为患者提供健康时疾病的预防和指导、病愈后的康复和教育等全方位的护理服务，提升患者的健康水平和生活质量。因此，随着护理理念的不断更新，护理内涵也在不断提升。

课程思政

职责所在　责无旁贷

成守珍，中山大学附属第一医院护理部主任，中华护理学会呼吸护理专业委员会主任委员、广东省护理学会理事长，第48届南丁格尔奖章获得者。

她说：“呼吸与危重症护理是我的专业，当有人需要我时，我职责所在，责无旁贷。”她三度请缨，千里驰援武汉,和医疗队员在72 h完成3个“不可能”。第一个24 h整建制接管2个普通病区,并迅速改建成符合要求的隔离病房收治患者;第二个24 h收满100名重症、危重症患者;第三个24 h硬是在普通病房搭建了简版ICU,创造了新冠肺炎重症护理奇迹。援鄂61 d,成守珍和团队共收治危重患者246人,实现了“打胜仗、零感染、零意外”的目标。从武汉归来后,成守珍再度请战驰援塞尔维亚,作为中国医疗专家组成员帮助该国防控新冠疫情,以“白衣统帅”的身份帮助塞尔维亚成为重症率、死亡率最低的欧洲国家之一,因此获得塞尔维亚共和国象征“保卫国家”的最高荣誉勋章。

42年来,她始终坚守“生命至上”的初心和使命,用人道挽救生命,用博爱守护健康,用奉献点燃希望,用实际行动诠释和发扬南丁格尔精神。我们应该以她为榜样,在工作中以耐心、爱心和细心去关爱每一位患者,以高度的责任心为患者解除痛苦,一生坚守,不忘初心,以生命赴使命,以大爱护众生!

三、内科护理工作中的沟通

1. 热情接待,真诚介绍　当患者需要住院进行进一步检查和治疗时,原有的生活规律常被打乱,担心疾病和预后,此时患者和家属的心情比较复杂,再加上刚入病区面对陌生的环境,易出现焦虑不安。因此,对于新入院的患者,护理人员要真诚地对待患者,新入院患者进入病区后,护理人员应面带微笑起身相迎,安排患者就坐,先问候患者然后做自我介绍:“您好,我是护士×××,今天由我帮您办理入院事宜”等。患者入院后,责任护士应主动给患者进行入院介绍,首先自我介绍:“您好,我是您的主管护士,我叫×××,在您住院期间有什么事情可以随时找我。您的主管医生是×××医生,希望您能在这里安心养病,祝您早日康复!”如患者病情允许,向患者及家属介绍医院及科室环境(护士办公室、医生办公室、盥洗间、卫生间)、病室设施及设备、医院技术水平、探视时间、管理制度及注意事项等。对于有特殊情况或病情不允许沟通的患者时,护理人员安置好患者后,可在床旁给家属讲解入院须知等。

知识链接

沟通法则

黄金法则:你希望别人怎样对你,你就怎样对待别人。
白金法则:别人希望你怎么对待他,你就怎么对待他。

沟通技巧

“+”加一点喜悦,“-”减一点冷淡
“×”乘一点体贴,“÷”除一点急躁

2. 尊重理解,融洽关系　入院后住院患者及家属都希望尽快得到医护人员的关心和帮助,及早进行治疗,对医护人员的言语也非常敏感。合适的称谓是对人的尊重,可拉近护理人员和患者之间的距离,增加患者对护士的信任,减轻患者的焦虑。如称呼患者可以用“大爷”“大妈”“先生”“女士”等。在护理工作中,护理人员亲切和蔼的语言和温暖关怀的问候,会让患者倍感重视,增加战胜疾病的信心和勇气。因此,护理人员在每次巡视病房、治疗前后应亲切地称呼患者,如“您好,×××”“早上好,×××”,避免直呼患者床号;工作中,要多巡视、多观察,及时发现患者出现的问题,在和患者沟通时尽力满足患者的合理需求,构建和谐的护患关系。

3. 讲究策略，满足需求　内科患者在住期间要进行多项检查和多种治疗，护理人员需要与患者对每项检查或治疗目的、方法、注意事项等内容进行有效的沟通。沟通时护理人员应根据患者的特点及沟通内容，找准合适的沟通时机与场合，合理运用沟通策略，通过语言和非语言形式与患者进行有效的沟通。沟通时尽量使用简洁、易懂的语言，避免使用“生命体征”“里急后重”等医学术语，造成患者的不解甚至误解；治疗时应主动告知治疗内容，如给患者输液时，应告知患者输液的目的、药物的作用、输液的时间、配合要点等，主动询问“您还有其他需要吗”“这样躺着舒服吗”等；对于一些需暴露隐私部位的检查或治疗，护理人员要注意保护患者的隐私，如拉上围帘或屏风遮挡，尽量减少患者隐私部位的暴露时间，使患者感受到护理人员的细心和体贴，发自内心地配合护理人员完成护理工作。

4. 征求意见，亲切嘱咐　当医生下达出院医嘱后，护理人员应根据出院医嘱，提前通知患者或家属做好出院准备，并对患者康复或好转表示祝贺，如“您要出院了，真为您高兴”等。同时，要感谢患者在住院期间对护理工作的支持和配合，谦虚地对护理工作中的不足之处表示歉意，真诚地请患者提出建议，如“感谢您在住院期间对我们工作的支持和配合，如我们的工作有什么不足的地方还请您理解、您还有什么意见或建议吗？”等；如有必要，还要表达对患者出院后的关心，表示随时都会为患者提供力所能及的帮助等；患者出院时，护理人员要做好出院指导，告知患者出院后如何准确用药、康复锻炼、健康饮食、预防疾病复发及复诊时间等事项。

课证融通知识点

1. 内科患者的心理特点。
2. 与内科患者沟通时采用的技巧。

四、内科典型案例护患沟通示范

案例：患者李某，女，65 岁。半年前无明显诱因出现阵发性头晕伴恶心，无呕吐，无明显肢体活动障碍、言语不利、口眼歪斜及意识障碍。病初未引起重视，经休息后症状未缓解来院就诊，确诊为原发性高血压。经过治疗，血压控制在正常范围，准备下午出院，但患者担心出院后不能有效控制血压。

护士：李阿姨，您好！今天感觉怎么样？您的血压控制得挺好的，下午输完液后就可以出院了。

患者（面带忧色）：这个病有点麻烦，我平时口味重，现在突然要清淡吃，还要每天吃药，有点不适应。这一段在医院里每天能按时吃药、输液，吃饭也有你们指导，因此血压控制住了，一旦出院有那么多要注意的，万一哪天我忘了吃药，血压控制不住怎么办呢？

护士：阿姨，您别担心，等会我把医生给您开的药都写明具体的服药剂量和服药时间，您按照说明吃就行。如果您怕忘了吃药，可以定个闹钟来提醒自己，您也可以把它写下来，贴在冰箱上或是放在您容易看见的地方，提醒自己按时吃药，这样您就不用担心吃什么药，也不会忘记吃药了。

患者：我平时吃饭口味挺重的，盐该怎样来控制呀？

护士：阿姨，您现在有高血压，做饭可不能像平时那样放盐了，一天的摄盐量不能超过 6 g，也就是普通的啤酒瓶盖一平盖的量。告诉您一个放盐小窍门，刚开始，您做饭时比平时少放 1/3 的盐，慢慢过渡到啤酒瓶盖一平盖的量，时间长了就成习惯了。还有像咸菜、咸鸭蛋等腌制品及午餐肉、酱油等这些含盐量都比较高，您平时应尽量少吃。

患者：护士，除了注意盐的量之外，吃饭上还有其他要注意的吗？

护士：吃饭上不但要低盐，还要低脂、低胆固醇，像肥肉、动物的内脏（肝、肺、肠等）要少吃，可以吃瘦肉、鱼肉，也可以每天喝纯奶，平时应多吃水果和蔬菜。

患者：活动时也要注意吗？

护士：活动应该在饭后1 h或2 h进行，活动时不要做剧烈运动，以散步、慢跑等方式为主，运动时间最好选在傍晚。

患者（面带忧色）：这么多要注意的，怎么能记住呢！

护士：阿姨，这个您别担心，我会把这些给您详细写出来，您出院时带回家，记不住了就看看。还要记得每天测量血压，血压检测的注意事项也给您写到单子上了，一会单子拿过来时您再看看，如有不明白的我再给您讲。

患者：那就太谢谢你了！

护士：阿姨，您客气了，您还有什么疑问吗？

患者：没有了，你这一说，我心里踏实多了，谢谢你啊！

护士：阿姨，您别太担心，每天要保持心情愉快，出院后有什么问题可以拨打我们科室的电话！

患者：谢谢！

护士：不客气，一会儿见！

第二节　外科病区护患沟通

案例导入

患者，男，56岁，1年前无明确诱因感右上腹疼痛，呈持续性，恶心、呕吐，并向右肩部放射，经药物治疗后缓解，长期反复用药。3 d前上述症状加剧，呈阵发性绞痛，服药后效果不佳，遂到医院门诊就诊。医生以"胆囊结石、慢性胆囊炎"收入普外科治疗，已确定明天行经腹腔镜下胆囊切除手术，护士已告知患者手术时间，且手术前准备已完成，当主任查房后认为患者血糖控制不佳，需要暂缓手术，患者听后非常郁闷，不能理解血糖与手术有啥关系，对接下来的治疗和护理也不予配合。

请思考：

1. 护士如何向患者解释手术延期的原因？
2. 护士如何与患者进行有效的沟通，让患者主动配合术前的治疗和护理工作？

临床上外科病区有普通外科、心胸外科、肝胆外科、泌尿外科、矫形外科、神经外科、烧伤科等。外科疾病的治疗方式以手术治疗为主，患者在手术前、手术中和手术后会出现不同的心理活动和多种健康需求，这就要求外科护理人员围绕手术前、手术中、手术后患者出现的护理问题，和患者进行有效的沟通交流，帮助患者解决遇到的问题，满足患者的健康需求。

一、外科患者的特点

手术治疗是一种创伤性的治疗措施，存在危险且有潜在并发症的可能。因此，患者在面对手术时，因担心手术效果、手术后出现并发症或手术意外等，易出现紧张、焦虑、恐惧等一系列心理问题，严重时可影响患者的休息和睡眠；同时，由于患者对手术前准备、麻醉配合要点及手术后如何缓解不适、预防并发症等诸多知识的缺乏，患者对健康教育的需求增多。

二、外科护理工作的特点

1. 护理工作量大、任务重　外科患者围术期护理项目较多。包括手术前的心理疏导、留置导尿术、灌肠术、留置胃管、饮食指导等；手术后的生命体征监测、协助咳嗽咳痰、观察输液量及输液速度、各种引流管的护理及手术后并发症的观察和护理等。对于危重、昏迷、瘫痪、气管切开、精神异常等患者较多的科室，护理人员在完成围术期的护理项目外，护理工作还有患者体位的护理、意识的观察、瞳孔的观察等，因此，外科护理人员的工作量和工作强度大。这对外科护理人员的素质提出了更高的要求，不但要具有扎实的专业知识和技能，还应具有健康的身心状态等。

2. 健康教育需求多　患者在围术期的各个阶段会出现不同的健康需求，如患者入院后对医院规章制度和如何配合检查治疗，手术前对手术方式、手术过程、手术前的准备及相关训练，麻醉的配合要点和注意事项，手术后如何缓解术后不适，术后恢复情况，手术过程及时间，并发症的预防，出院时活动休息、复查随诊、正确用药、预防复发、家庭护理、自我护理等健康知识需求。而围术期各个阶段健康教育的需求重点存在差异，这就要求护理人员必须根据围术期分期护理要求和患者教育需求多样化、阶段性的特点，有针对性地制订不同的教育计划，满足不同患者的教育要求。而有效的沟通是围术期健康教育质量的决定性因素，这要求外科护理人员不但要具备扎实的专业理论知识与技能，还应具备良好的沟通能力，才能满足患者在围术期不同阶段的健康教育需求，为患者提供全方位的护理服务。

3. 护理知识更新快　随着现代科学技术的迅速发展，各种新材料（纳米生物材料、人工关节、克隆技术等）、新技术（修复外科、微创外科技术等）、新理论及新方法的不断涌现，对护理工作也提出了更高的要求，护理人员除了要做好大量的常规护理工作之外，还必须加强新知识、新技术的学习。

课程思政

雪域路上的忠诚信使

其美多吉，“2016 感动交通十大年度人物”“2019 感动中国十大人物”，中国邮政集团公司四川省甘孜县分公司邮运驾驶组组长。

其美多吉说：“雪线邮路，我一生的路。”在四川省甘孜藏族自治州有一条特殊的路——川藏线康定至德格邮路，这条路全程往返 1 208 km，平均海拔 3 500 m 以上。29 年来，在这条布满艰险的雪路上，始终有一抹流动的绿色，它把来自中央的声音、四面八方的邮件通过这条雪路送往雪域的各个角落，有行车困难的藏族村寨，有手机信号难以覆盖的深山校区；29 年来，其美多吉在这条邮路上往返 6 000 多次，行程 140 多万 km，相当于绕赤道 35 圈，从未发生过一次责任事故，圆满完成了每一次的邮运任务；29 年来，一个人的邮路是寂寞的，也是孤单的，但其美多吉义无反顾地坚守着自己的岗位，从未后悔过。

“2019 年感动中国十大人物”给其美多吉的颁奖词是：三十忠诚风与雪，万里邮路云和月。雪山可以崩塌，真正的汉子不能倒下。雀儿山上流动的绿，生命禁区前进的旗，蜿蜒的邮路是雪山的旋律。坚强的多吉，你唱出高原上最深沉的歌。

作为当代的白衣天使，我们应该学习其美多吉不畏艰险、坚守岗位的职业操守，学习他为民奉献、真诚服务的思想境界，学习他忠诚担当、专注执着的工作追求，在平凡的岗位上做出不平凡的贡献！

三、外科护理工作中的沟通

（一）手术前的沟通

1. 详细解释，消除焦虑　手术前，患者由于对手术不了解，担心手术不成功，担心发生手术意外，担心手术带来的经济负担，担心医生技术水平等，易出现紧张、焦虑，甚至恐惧等心理反应，这些不良的情绪反应，不但严重影响患者的休息和睡眠，还会直接影响患者的治疗和康复。因此，外科护理人员在工作过程中应及时发现患者的心理变化，理解患者的担忧，认真倾听患者的主诉，针对患者出现的问题进行有效的沟通，消除患者的思想顾虑，增强患者的信心，使患者积极配合手术，以最佳心态接受手术。如耐心细致地向患者介绍医院的医疗条件，介绍主管医生的资历及手术成功病例，同时根据患者的文化程度及接受能力，向患者和家属讲解疾病的基本知识及手术的必要性，解释手术的目的和方法，手术前的注意事项及手术前的准备工作，讲解术后止痛、卧位、活动、饮食要求和留置各种管道的意义等；对于手术前过度紧张或焦虑的患者，可告知患者一些精神放松的方法，如听音乐、深呼吸、和亲人朋友聊天等。

2. 充分准备，促进康复　为了使患者有充分的心理准备和良好的机体条件，更安全地耐受手术，护理人员需协助患者做好各种术前准备，并告知他们做各项术前准备的意义，以消除他们的恐慌心理。如对于需要禁食、禁水的患者，要详细告知患者禁食、水的目的和时间；对于吸烟的患者，护理人员要向患者阐述吸烟的危害及对手术的不利影响，劝其戒烟；对于术后需要使用鼻饲管、引流管或导尿管等管道的患者，需要向患者说明，以免术后患者出现紧张或焦虑；对于开胸手术的患者，术前应教会患者腹式呼吸、有效咳嗽和排痰方法；对于手术后需要绝对卧床的患者，术前应训练患者在床上使用便器的习惯，避免术后尿潴留的发生；对于体质虚弱的患者，嘱咐其术前注意加强营养的调理，以增强对手术的耐受性，促进康复。

（二）手术后的沟通

1. 及时告知，取得配合　当患者麻醉苏醒后，迫切想了解手术效果，护理人员要及时告知患者手术的效果，减少患者的心理负担，如："您醒了，不用担心，手术很成功，积极配合治疗很快就会康复的。"同时告知患者术后的治疗和护理方案，取得患者的配合。

2. 正确指导，促进康复　手术后，护理人员应与患者和家属进行沟通，告知患者及家属功能锻炼的重要性，科学地指导患者进行功能锻炼，预防并发症的发生，促进患者的早日康复。如手术后需早期下床活动的患者，往往由于担心活动后切口的疼痛、出血或裂开等原因不敢活动，这时护理人员应告知患者切口疼痛是暂时的，适当的活动是不会对切口产生影响的，还有助于身体的恢复，预防并发症的发生，并指导患者进行术后活动，如坐起来后不要着急下床，先在床边休息片刻再活动，防止出现直立性低血压；指导患者学习预防并发症的方法，如告知患者要早期下床活动，还可预防下肢深静脉血栓的形成；指导患者进行有效咳嗽和排痰方法，预防肺部感染的发生；对于留置导管的患者，指导患者引流管挂置的位置，可避免出现逆行感染等。

知识链接

沟通中的五六十

五主动：主动关心帮助患者；主动热情接待患者；主动耐心安慰患者；主动巡视病房；主动相送出院患者。

六一句：入院时多介绍一句；操作时多说明一句；晨间护理多问候一句；手术前多解释一句；手术后多安慰一句；出院时多关照一句。

十一点：微笑多一点；爱心多一点；仪表美一点；照顾多一点；语言甜一点；要求严一点；观察细一点；效益高一点；操作稳一点；服务诚一点。

课证融通知识点

1. 外科患者的特点。
2. 与外科患者沟通时采用的技巧。

四、外科典型案例护患沟通示范

案例一：魏某，男，65岁。患慢性支气管炎、风湿性心脏病20余年，一直通过服药控制病情。3个月前因感冒出现心悸、乏力，心电图显示阵发性房颤，经彩超检查，结果显示：患者二尖瓣重度狭窄并中度关闭不全。近一周房颤转为持续性，入院手术治疗，住院治疗10 d又转为左心衰竭而进行抢救，现病情稳定。根据患者的病情，医生建议患者置换人工二尖瓣，并向患者和家属介绍了置换人工二尖瓣的具体情况，患者妻子及其子女主张患者及早接受手术治疗，但患者尚在犹豫之中。近日来患者出现饮食和睡眠问题，自诉每天吃不下饭、入睡困难、易惊醒。每天反复询问医生和护士关于手术的危险性，看上去很痛苦，面部表情紧张、疲倦、皱眉叹气、说话急促。护士早上巡视病房。

护士：魏叔叔，您昨晚休息得怎么样？

患者：哎！别提了，后半夜都没睡着，一闭上眼就做噩梦，我都不敢睡了。

护士：是不是还在担心您的手术？

患者：嗯，你说，手术那么大，我能耐受得了吗？就不能吃药维持，不做手术吗？

护士：魏叔叔，您的心情我能理解，这场大病对您来说非同小可，现在总算稳定下来了，如果吃药能治好的话，医生也不可能建议您做手术，手术治疗是目前最好的治疗方式。

患者：你说的这些我也知道，但一想到手术的风险，我就害怕，想着手术能往后拖一天算一天吧！

护士：魏叔叔，您这种想法可不行，现在病情总算稳定下来了，所以医生这时候建议您做手术不是没有道理的！

患者：哎，道理我也懂，但就是下不了决心！

护士：我非常理解您的担忧和紧张，毕竟这不是一个小手术，这个手术还是比较复杂的，但这个手术我们医院已经做过很多次，每次都很成功，给您做手术的医生经验也很丰富，多次成功地做过这个手术！

患者：护士，经你这么一说，我也不那么担心了，我一会找医生去商量一下。谢谢你！

护士：不客气，这是我们应该做的！

患者术后第7天，护士巡视病房。

护士：魏叔叔，今天看着气色很不错！

患者：医生刚查房说，各项检查指标都正常，伤口愈合得也不错！

护士：恭喜您，魏叔叔！

患者:那还要谢谢你之前的开导,否则也不能这么快做了手术!

护士:您客气了,都是应该做的。每天开开心心的,积极配合我们的治疗,估计过不了多久您就能出院了!

患者:我一定积极配合你们,争取早日出院!

护士:加油,魏叔叔!我看窗户开着,可要注意保暖,别感冒了,手术时间还短,活动时也悠着点,别累着了,要多注意休息。

患者:好的,我一定注意。

护士:魏叔叔,我再去其他病房看看,您如有什么问题,可以按呼叫器。

患者:那你先忙,谢谢你!

护士:您客气了,这是我们应该做的!

第三节　产科病区护患沟通

案例导入

王某,女,35 岁,初产妇,妊娠 39 周,剖宫产娩出一男婴,体重 3 600 g。产后第一天,护士进病房后直接按压产妇腹部,按压时产妇感到疼痛,和护士发生争执,认为护士不近人情,自己刚做完手术,不但要承受剖宫产切口的疼痛,还要承受护士人为增加的疼痛。

请思考:

1. 为什么护士要给术后患者按压腹部?
2. 护士应如何与此类患者沟通,才能避免出现上述情景?

孕产妇作为医院里一群特殊的“患者”,经历产前、产中和产后这一过程,会出现一系列的心理反应,她们既希望从与护理人员的沟通中获得与健康相关的知识以配合治疗,也希望从沟通中得到心理上的支持和安慰。这就要求产科护理人员不仅要有丰富的专业知识,还要有良好的沟通能力,从而构建温馨、和谐的护患关系。

一、产科患者的特点

孕产妇是一个在生理、心理上处于特殊状态的群体,她们具有比普通患者更敏感、更细腻的心理特点。分娩虽然是一种生理现象,但对于产妇尤其是初产妇来说是一种持久而强烈的应激源。产妇对于优生优育的强烈愿望;对于分娩知识的一知半解;对分娩风险的认识不足;随着产程的进展,宫缩引起的疼痛或担心分娩能否顺利地进行;产后分娩时的不适、疼痛、焦虑、产后接纳新成员、新角色的调整这一过程,使产妇的心理处于脆弱和不稳定的状态。这些因素都容易引起产妇在分娩前、分娩中和分娩后出现不同程度的紧张、焦虑、恐惧、兴奋、激动、失望、抑郁等心理反应。

二、产科护理工作的特点

1. 心理护理的重要性　产科的护理对象都是女性,与非妊娠期女性相比,尽管妊娠期妇女有着明显的生理及心理变化,但基本上属于健康的状态,被视为正常人生的特殊生理阶段。产妇在面临生产时,不但会出现生理变化,还会出现一系列心理问题,如焦虑、紧张、情绪不稳定、忧郁等。这要求产科护理人员在工作过程中,既要帮助产妇解决分娩时出现的生理问题,还要帮助产妇解决在分娩过程中和分娩后出现的各种心理问题。

2. 服务对象的双重性　一般科室的护理服务,往往是护理人员为患者提供护理服务,家属辅助护理人员,共同为患者提供良好的治疗环境。而产科护理工作中,护理人员不仅需要在产前、产中和产后为产妇提供护理,还要为刚出生的新生儿进行护理,同时还要对产妇家属进行必要的培训和护理教育。

3. 产科护理的高需求性　产科实行母婴同室管理,病区中有产妇,也有新生儿。新生儿身体情况变化快,护理工作预见性差,工作量大且烦琐,产妇期望值较高。这就要求产科护理人员不但要有丰富的理论知识,还要具备较强的沟通能力和敏锐的观察力,保障产妇和婴儿的健康与安全。

课程思政

尽职尽责　救死扶伤

陈声容,东部战区总医院妇产科及生殖医学中心护士长,2004 年,被联合国授予“和平勋章”,2011 年被授予 43 届南丁格尔奖章。

她在担任助产士的日子里,始终以敬畏之心、仁爱之心去迎接每一个新的生命,在 25 年的助产生涯中,成功接生了 7 000 多名新生儿。她经常告诫自己:尽管自己手中接生了几千个新生命,但对每一个家庭来说都是第一次,不能有丝毫闪失。2004 年,她参加军区第二批赴利比里亚维和医疗队,医疗队服务对象中 1/3 的患者为 HIV 阳性患者,每天零距离和艾滋病患者接触,一位患晚期艾滋病的埃塞俄比亚士兵,送到医院来时身体状况极差,高热、站立不稳,她像亲人一样喂水喂饭、酒精擦浴、肌内注射、抽血化验……“你难道一点都不害怕吗?”“怕,可他为维护世界和平而来,只要有一丝希望,都不能抛弃和放弃。”2010 年,她再次临危受命,赴海地执行国际人道主义救援任务,在赴海地救援的 15 d 里,妇女儿童是救治重点,她像年轻人一样,每天战斗在应急救援第一线,先后诊治患者 600 余名,最多的一天诊治了将近 120 人,她的出色表现得到了海地民众和当地政府及联合国的高度赞扬。

被授予南丁格尔奖时,她说:“被授予南丁格尔奖,我觉得就像在做梦,这个梦是许多护士一生的追求,但支持我坚守和攀登的不是出名拿奖,而是无数病患的需要。”

一袭飘然的白衣,映衬的是一颗纯洁的心灵;一顶别致的燕帽,顶承的是一项守护生命的重托。我们应学习陈声容“国际主义战士”精神,习惯于把平凡的护理岗位当成战位,把每一次维护患者健康与生命的实践,都当成争分夺秒的战斗!

三、产科护理工作中的沟通

1. 分娩前合理解释,减轻焦虑　由于孕妇对分娩知识缺乏了解,或是得到的消极暗示,她们对分娩过程和产后充满焦虑及恐惧,这时产科护理人员应耐心向产妇讲解分娩和新生儿护理知识,通过各项检查结果增加产妇自然分娩的信心,如骨盆测量、胎位、胎儿大小等;同时耐心向产妇及家属讲解分娩的生理过程及分娩时的一些技巧,让产妇了解分娩是一个正常的生理过程,正确对待疼痛。如“您不必太紧张,分娩是一个自然的生理过程,分娩时的疼痛和很多因素有关,医生会根据您的情况选择合适的镇痛方式,我们还会教您一些技巧,这些都需要您的积极配合”等;同时，产科护理人员应及时解答产妇的问题，并向产妇宣传有关母乳喂养的优点及措施，并对其进行乳房护理指导。在和产妇讲解和指导的过程中，护理人员要注意语言通俗易懂，避免使用医学专业术语，把握交流的深浅度等；还要善于倾听产妇的诉说，严密观察其产程进展，从产妇的言行和表情中获取所需的信息，真诚地为她们进行心理疏导，消除她们的疑虑，缓解她们的焦虑和恐慌情绪。

2. 分娩中稳定情绪，增强信心　虽然很多孕妇入院时对分娩生理知识已经有了初步了解，但关于应对分娩带来的不适的相关技巧还不了解。所以，在第一产程时，产科护理人员的工作重点是教会产妇以最好的身心状态来应对产程中的问题，当产妇进入宫颈扩张潜伏期出现阵发性腹痛时，产科护理人员可以面带微笑地摸着产妇的腹部，紧握产妇的手，给患者加油，稳定其情绪，如“您不要害怕，宝贝即将出来和您见面了，您要加油”等；除给予产妇分娩信心以外，产科护理人员还应提供生活指导和缓解宫缩痛的方法，如疼痛时让其做深呼吸，还可用手从上往下轻抚腹部或者与产妇交谈以转移注意力。当宫缩间歇时疼痛消失，鼓励产妇吃些易消化的食物以储备能量，增强体力。进入第二产程后，随着宫缩越发强烈，产妇阵发性腹痛也越发剧烈，产妇极度疲劳，她们逐渐对自然分娩丧失信心，这时产科护理人员可以和产妇说“生宝宝也就这会最困难了，过了这段时间宝贝就能和您们见面了，您要坚强”等。与此同时，告知产妇其助产医生是位临床经验丰富的医生，同时还要用通俗易懂的话教会产妇正确的分娩方法，如“肚子向下用力，屏住呼吸”等。在宫缩间歇的时候，及时给产妇擦拭脸部和身上的汗水，并指导她全身放松休息。当产妇能准确用力配合分娩时，护理人员应给予肯定性的鼓励，如“您做得很好，就是这样用劲”等。进入第三产程后，这时产妇虽筋疲力尽，但又因急切地想了解新生儿的情况，所以情绪不太稳定。为了使产妇安心休息，产科护理人员应及时告诉产妇新生儿的健康状况，如“恭喜您当妈妈了，宝贝很健康、很可爱”等。

3. 分娩后正确指导，促进康复　产妇回到病房后，产科护理人员应及时向产妇讲解母乳喂养的优点、哺乳期乳头皲裂和肿胀的预防方法等，指导产妇和家属正确而科学地喂养，从而避免或减轻新生儿的黄疸期。对于产后有并发症或异常分娩的产妇，产科护理人员要给她们讲解相关的知识，有针对性地进行心理疏导，指导家庭支持。产妇由于分娩的疲劳、紧张，情绪很不稳定，在产后 3 ~ 14 d 容易出现产后抑郁症。因此，在分娩后，护理人员要及时对产妇进行健康教育，减少产妇产后抑郁的发生率，告诉她产后烦闷、焦躁是正常的反应，要多想开心的事，很快会恢复正常的，要对自己有信心等。

知识链接

孕产妇“五色”分级管理

随着我国生育政策的放开，高危妊娠显著增多。为切实保障母婴安全，国家卫生健康委员会办公厅组织制定了《孕产妇妊娠风险评估与管理工作规范》。要求二级以上医疗机构按照风险程度以“绿(低风险)、黄(一般风险)、橙(较高风险)、红(高风险)、紫(患有传染性疾病)”5 种颜色分级标识，对孕产妇实行妊娠风险评估和分类管理，除“绿色”低风险人群外，均应建议孕产妇在二级以上医疗机构接受孕产期保健和住院分娩；把妊娠风险分级为“橙色”“红色”和“紫色”的孕产妇作为重点人群纳入高危孕产妇专案管理，保证专人专案、全程管理、动态监管、集中救治，确保做到“发现一例、登记一例、报告一例、管理一例、救治一例”。

绿(低风险)：绿色标签是指妊娠风险低，孕妇的情况基本稳定，没有合并其他疾病。

黄(一般风险)：黄色标签是指妊娠风险一般，但是存在一定的危险因素，单病情比较轻。

橙(较高风险):橙色标签是指妊娠风险较高,并且有较严重的并发症,对孕妇和胎儿安全有一定的风险。

红(高风险):红色标签是指有高的妊娠风险,可能会危及孕妇和胎儿的生命。

紫(传染病):紫色标签是指孕妇患有传染性疾病。

课证融通知识点

1. 产妇的特点。
2. 与产妇沟通时采用的技巧。

四、产科典型案例护患沟通示范

产妇,刘某,女,38岁,2 d前剖宫产娩出一健康男婴,婴儿重3 700 g。因伤口疼痛和担心麻醉药会通过乳汁分泌,拒绝母乳喂养,而家人坚持母乳喂养,认为母乳喂养的宝宝更健康,也有助于产妇身体的恢复。

护士:"刘姐,现在感觉怎么样了？伤口还疼得厉害吗?"

患者:"伤口还是疼,但能耐受。"

护士:"宝宝已经出生3 h了,应该让宝宝吸吮母乳了。"

患者:"手术后3 h,麻药会不会影响宝宝健康?"

护士:"刘姐,您的手术是局部麻醉,麻醉药的正常用药量达不到影响奶水的程度,麻醉药在您清醒后也基本代谢完了,其他手术用药也都不会影响乳汁的质量,您不用担心!"

患者:"听说宝宝吃母乳,会使乳房下垂,身材变形。再说现在的奶粉和母乳也差不多,不会影响孩子的健康的,挺方便的!"

护士:"刘姐,母乳和奶粉怎么会差不多呢！母乳是宝宝最理想的天然营养品,它含有宝宝生长所需的全部营养成分,刚刚分娩后这几天的初乳,更是含有丰富的免疫球蛋白和乳铁蛋白,可以有效增加宝宝的抵抗力,减少宝宝患病的概率,而且初乳中含的生长因子可以促进宝宝肠道的发育,减少过敏反应的发生,初乳还可以减轻宝宝黄疸现象的发生,促进宝宝神经系统的发育等。最主要的是安全!"

产妇:"听你这么一说,那我再考虑考虑。"

护士:"李姐,您是不是还担心母乳喂养会使身材变形呢?"

产妇:"嗯,还是有些担心!"

护士:"李姐,并不是所有宝妈在哺乳期都会出现乳房下垂,您在哺乳期间保持正确的喂奶姿势、适当锻炼或佩戴哺乳期专用文胸,再通过适当锻炼、按摩等方法,在断奶后,不会对胸部造成太大影响的！而且越早给宝宝喂奶越好,产后让宝宝吸吮乳头,不但能够让乳房分泌更多的乳汁,还可以促使子宫收缩,更有利于恶露排出体外,促进您身体的恢复!"

产妇:"还真不知道母乳喂养有这么多的优点,那就听你和家人的,我自己喂宝宝,不喝奶粉了。"

护士:"看您这会有点累,宝宝还不饿,您先休息,等会我来教您喂宝宝。"

产妇:"好的,谢谢你,护士!"

护士:"应该的,一会见!"

(半小时后护士进入病房,产妇正在哺乳宝宝)

护士:"宝宝饿了,看宝宝吃得多棒!"

产妇:"护士,你看我喂宝宝的姿势对吗?"

护士:"李姐,您太厉害了,每次这样喂就行。"

产妇:"每天喂几次合适呢?"

护士:"现在喂养是按需哺乳,就是按宝宝的需要来喂,不限次数和时间,如果感到乳房胀痛,就可以让宝宝吃奶,这样不但能保证宝宝的营养,增进母婴感情,还能预防乳房胀痛!"

产妇:"哦,明白了,谢谢你,护士!"

(出院前)

护士:"李姐,明天您就可以出院了。"

产妇:"谢谢你,护士,我还有个问题想请教你。"

护士:"您说,李姐。"

产妇:"回家后如果外出或奶胀,怎么正确挤奶呢?"

护士:"您稍等,我去拿个模型。"

产妇:"李姐,您看着,我给您演示一下。"(边讲解边演示)

护士:"李姐,看明白了吗?"

产妇:"明白了,我来试一下。"

护士:"就是这样的,李姐您太棒了!"

产妇:"护士,我再问问,如果吃药了还能喂奶吗?"

护士:"哺乳期可以用药,但一定要在医生指导下使用。"

产妇:"哦,明白了,谢谢你!"

护士:"不客气!"

(出院时)

护士:"祝贺您,李姐,今天可以出院了,看宝宝白白胖胖,多可爱哦!"

产妇:"还要谢谢你们!"

护士:"这是出院后的指导和我们医院的宣传手册,上面有科室的电话号码,您有什么问题可以打这个电话。"

产妇:"谢谢!"

第四节　儿科病区护患沟通

案例导入

患儿,女,3岁,因急性支气管炎入院治疗。已入院2 d,家长看着孩子每天的治疗,又心疼又着急,加上原有的生活节奏被打乱,家长出现焦虑、急躁情绪。护士进病房准备给患儿雾化治疗,患儿不配合,开始哭闹,家长看到孩子哭闹,训斥患儿并埋怨护士。

请思考:

1. 护士如何安抚患儿的情绪,让患儿配合治疗?

2. 护士如何缓解家长的焦虑情绪?

儿童处在不断的生长发育过程中，除了个体差异和性别差异外，每个年龄段的生理特点、疾病特点、护理特点及认知特点也存在一定的差异性。

一、儿科患者的特点

儿童处在不断的生长发育过程中，各系统器官的功能和机体免疫功能随着年龄的增长逐渐发育完善。儿童时期语言表达能力差，不能准确描述自己的痛苦和需求，不能完全理解医生和护士的话语，影响护理沟通效果；机体各系统、器官功能发育不成熟，免疫功能发育也相对不健全，对疾病的耐受力低，容易患病；心理发育不成熟，缺乏适应和满足需要的能力，依赖性较强，合作性较差，需要父母的保护和照顾，尤其是患病后，疾病带来的躯体痛苦不能正确表述，住院后面对陌生的环境不能及时适应，害怕检查、治疗造成的痛苦等，易出现紧张、恐惧等心理反应，对父母或家属的依赖性增强。

二、儿科护理工作的特点

1. 难度大，任务重　由于儿科患儿年龄较小，语言表达能力尚未发育完全，理解能力不足，患儿不能准确地表达自己的直观感受，病情多由家长代诉，家长往往无法准确、客观地提供病史，护理评估难度大；同时，由于年幼患儿不能准确表述病情，当患儿病情出现改变时，要求护理人员能及时发现并做出准确的判断和处理，护理人员的病情观察任务重。

知识链接

Wong-Backer 面部表情疼痛评定量表

该量表由 6 张从微笑到哭泣的面部表情及 0～5 分组成，0 分为无痛，1、2 分为轻度疼痛，3、4 分中度疼痛，5 分为重度疼痛（图 4-1）。适用于 3 岁及以上儿童急性疼痛的评估。

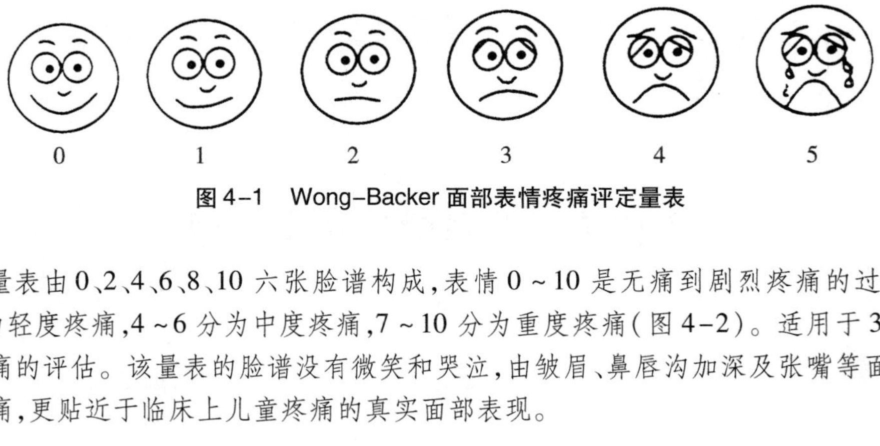

图 4-1　Wong-Backer 面部表情疼痛评定量表

改良版量表由 0、2、4、6、8、10 六张脸谱构成，表情 0～10 是无痛到剧烈疼痛的过程，0 分为无痛，1～3 分为轻度疼痛，4～6 分为中度疼痛，7～10 分为重度疼痛（图 4-2）。适用于 3 岁及以上的儿童急性疼痛的评估。该量表的脸谱没有微笑和哭泣，由皱眉、鼻唇沟加深及张嘴等面部动作来识别及判断疼痛，更贴近于临床上儿童疼痛的真实面部表现。

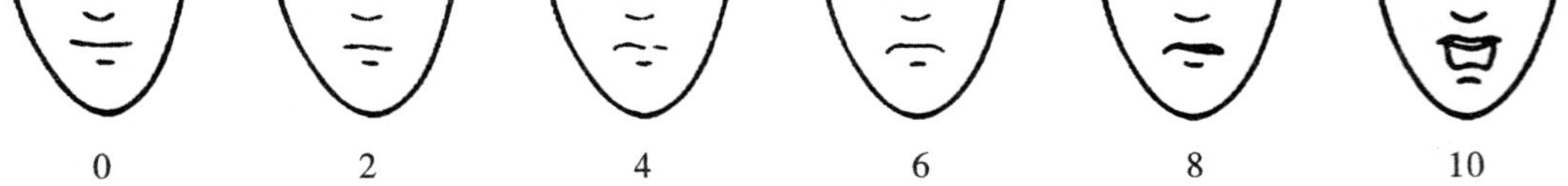

图 4-2　改良版面部表情疼痛评定量表

2. 护理要求高 儿科患者包括不同年龄段的患儿，不同时期的患儿护理内容也不同，有常规的头皮静脉穿刺、安全、健康教育等，还有婴儿期的喂养、幼儿期的生活照顾及游戏等。这要求儿科护士不但要具有爱心、耐心、细心、责任心和信心，还要具备过硬的专业知识、特有的儿童教育知识、全面的护理知识等，更需掌握有效的人际沟通技巧。

3. 特有的预防工作 儿科护理工作除了常规的护理工作，还包括特有的预防工作，如儿童的计划免疫、儿童的生长发育监测、儿童先天性和遗传性疾病的筛查及高血压、糖尿病等成人疾病的儿童期预防等。

4. 易出现冲突 儿科护理人员在工作过程中，不仅要面对无法表达或不能完全表达自己病情和需要的患儿，同时还要面对因为疼爱患儿而产生焦虑、烦躁情绪的家属，这个过程中很容易产生护患冲突。

三、儿科护理工作中的沟通

患儿住院后，疾病带来的痛苦、环境的改变等诸多因素，容易引起患儿对各项检查和治疗的排斥，而家长对患儿疾病的担心，容易出现焦虑和紧张，对治疗和护理的期望值增高。因此，护理人员需要掌握与患儿及家属的沟通交流技巧，才能获得有效的疾病信息、有效的配合治疗方法，保证治疗、护理工作的有效进行。

（一）与患儿的沟通

1. 提升服务，增进信任 患儿往往对医院和穿白色工作服的医护人员存在着畏惧心理，而良好的外在形象，会取得患儿及家属的好感和信任，减轻患儿及家属的焦虑、急躁情绪等。因此，儿科的护理人员应注重仪容与仪表穿着，如面对患儿时刻面带微笑、用温和的语言与患儿进行沟通、着粉色的工作服等，适当运用1 min沟通效应：即1 min赞美，1 min沟通。通过这些方式来增进患儿及家属对护理人员的信任感。

2. 合理沟通，增进配合

（1）婴儿期：该阶段患儿对环境和陌生人易产生不信任感，护理此期患儿应注意及时满足患儿的各种需要，如密切观察患儿的饮食、大小便等；抚摸是更有利于情感交流的形式，护理人员可通过拥抱、触摸向患儿传递爱的信息，使患儿得到情绪上的满足，建立和患儿之间的亲密感。

（2）幼儿期：该阶段的患儿已能和护理人员进行语言的沟通，但因其语言中枢发育不完善，沟通时有时被误解及忽视，加上对医院环境不熟悉，生活不习惯，缺乏安全感等，容易产生反抗情绪。因此护理人员在与此阶段的患儿沟通时，应主动介绍自己，亲切询问患儿的乳名、年龄、学校或幼儿园名称等患儿熟悉的生活与事情，同时鼓励患儿做自我介绍或提出疑问，缩短彼此之间的距离；与患儿交谈时，要尊重患儿，平等相待，与其保持同一水平，并保持目光接触，适当地运用面部表情及身体姿势，如身体稍向前倾或蹲下来，来表示护理人员很愿意听他说话，促进交流，使患儿消除对护理人员的戒备心理，能很好地配合治疗。

（3）学龄前期：该阶段儿童的思维进一步发展，形成具体形象思维，自我意识进一步完善，因此患病时会更加任性，对所患疾病没有深刻的认识，性格单纯、直率等。护理此期患儿时，护理人员应关心和体贴患儿，用温和的语言和他们说话，让孩子感到亲切、温暖，在做各种治疗和护理时，需要对其进行正确的引导，多加鼓励和指导。如进行静脉穿刺时，操作时面带微笑，可边操作边与患儿交谈，采用鼓励及夸奖式的话语，如“你今天最勇敢了，阿姨一会儿用最小的针”“我们把坏虫虫消灭掉，病就好了”等，操作后可用“你今天真勇敢，奖励你一朵小红花”等语言以示奖励，输液过程中，可以给他们看图片、讲故事、玩玩具等。同时要维护患儿的自尊心，不能稍有不对就批评指责。

（4）学龄期：该阶段的患儿大脑发育趋于成熟，患儿有一定的科学知识和生活经验，接受力也较强，具有强烈的自尊心和自信，心理变化比较复杂。因此，护理此期患儿时不能用简单、粗糙的方式进行对待，应耐心细致地做患儿的思想工作，采取尊重、信任、循循善诱的方法。如操作和治疗时给患儿讲解简单的操作步骤、药物的作用等，消除患儿的好奇、恐惧心理，从而取得患儿的信任和配合；对于因患病而情绪波动较大的患儿，可通过阅读、画画、下棋等方式来转移其不良情绪；对于因患病担心学习的患儿，要关注他们的想法和观点，帮助患儿了解自己的病情，多与患儿交谈，了解其学习和生活情况，鼓励患儿树立战胜疾病的信心等。

（二）与家属有效沟通，促进和谐

儿科的护理工作中，护理人员沟通交流的对象不仅有患儿，更多的是家属。而患儿家属因为担心患儿的病情，容易出现紧张、焦虑、烦躁等情绪反应，如果沟通不当，很容易激化矛盾，出现护患纠纷。而有效的沟通，有利于增进患儿和家属的信任，也保证了患儿治疗的顺利进行。因此从患儿家长踏入病区的第一步，护理人员应以端庄的仪表、和蔼认真的态度、熟练的操作等赢得家属的信任。入院后患儿家属迫切想了解孩子患了什么病、疾病的治疗和效果、疾病的预后等相关知识，这时护理人员应理解患儿父母的心情，多做解释和安慰工作，向患儿家长介绍疾病发生的原因、目前患儿的病情、治疗方案、护理措施等，减轻患儿父母的焦虑情绪，使患儿父母积极配合治疗及护理，同时也可以指导家长去做一些对患儿疾病恢复有帮助的事，如正确的拍背方式、合理的喂养方式等；对于过度爱护患儿的家长，在治疗和护理时，应耐心解释，求得家长的协助和支持；当家长因担心患儿病情出现心情烦躁、发怒时，护理人员应换位思考，理解家长的心情，对家长提出的问题耐心解释。

课程思政

“糖丸”精神

顾方舟，被称为“中国脊髓灰质炎疫苗之父”，被授予“人民科学家”国家荣誉称号，是中国组织培养口服活疫苗开拓者之一。

1955 年，脊髓灰质炎在江苏南通暴发，1 680 人突然瘫痪，其中大多数是儿童，有 466 人死亡。1957 年，年仅 31 岁的顾方舟临危受命，进行脊髓灰质炎的研究，1960 年，他带领团队成功研制出中国首批“脊髓灰质炎”活疫苗。为了确定疫苗的安全性，他带头以身试药，并让自己的儿子作为第一个儿童试验对象。1960 年 12 月，首批 400 万人份疫苗在全国 11 个城市推广，很快遏制了疾病的肆虐蔓延。之后顾方舟团队又研制出糖丸制剂，几经改良后纳入国家计划免疫，使得国内数以万计的儿童免于瘫痪，为我国消灭“脊髓灰质炎”的伟大工程做出了重要贡献。而他却将自己的人生概括为“我一生只做了一件事，就是做了一颗小小的糖丸。”

顾方舟刻苦钻研，甘于奉献的“糖丸”精神，为人类消灭传染性疾病——脊髓灰质炎做出了巨大贡献。护理人员在工作中要永葆服务初心，不畏科研工作的艰难困苦，认真做好每一件事，为患者解除痛苦，努力实现自身价值！

课证融通知识点

1. 儿科患儿的特点。
2. 与患儿沟通时应采用的技巧。
3. 与患儿家属的沟通技巧。

四、儿科典型案例护患沟通示范

案例一：患儿，男，5 岁，体重 16 kg，因支气管肺炎入院，遵医嘱给予 0.9% 氯化钠注射液 50 mL+注射用头孢他啶 0.4 g，静脉滴注每 12 h 1 次。

护士（着粉色护士服，推着治疗车，精神饱满，面带微笑地来到病房门前，轻敲房门，得到患儿和家属允许后进入病房，已和家属沟通，了解患儿的喜好和习惯，患儿正在玩耍小汽车）：这个小汽车真好看，这是什么车啊，小朋友？

患儿：这是爸爸给我新买的挖掘机。

护士：它叫挖掘机啊，你真棒，能告诉阿姨你叫什么名字吗？

患儿：我叫×××，小名叫××。

护士：××小朋友，听你妈妈说你身上的坏细菌又开始捣蛋了，咱们是不是要消灭它、战胜它呀？

患儿（点头）：嗯，把它消灭了，就可以上学了。

护士：（伸出拇指）××太棒了，把它消灭掉，××的病就好了，咱们就可以上学了。

患儿：阿姨，怎样才能杀掉坏细菌呀？

护士：（指着输液瓶）阿姨给你扎个针，然后把这个药输到身体里，就可以杀掉坏细菌了。

患儿：啊？（患儿露出害怕的表情，把手放到身后）

护士：××最勇敢了，阿姨用最小的针头、轻轻地好不好？好细菌这会在给你加油呢！（加油的动作）

妈妈：××，刚才你不是说自己可勇敢了，不怕打针，这会儿坏细菌太厉害，想想咱们该怎么打败坏细菌呀？

患儿：打针，吃药。（边说边伸出手）

护士：××真棒，阿姨轻轻地，马上就好了，（穿刺时）××在哪个幼儿园上学呀？得了多少小红花呀？

患儿：我书包里有好多小红花，王老师还说等我病好了，还奖励我小红花呢。（护士一针见血，穿刺成功）

护士：××表现真棒，很勇敢，阿姨也奖励你一朵小红花。（边说边掏出小红花）

患儿：我要告诉王老师，我打针没哭，可勇敢了！

护士：××很勇敢，很棒（竖起大拇指）。××小朋友，阿姨再给你布置个任务吧？

患儿：阿姨，什么任务呀？

护士：这个手尽量不动，用这个手玩小汽车好不好呀（拉着患儿另一只手）？等液体输完了，阿姨再奖励你小红花。（向患儿家属交代注意事项）

患儿：嗯。（点头）

护士：那阿姨去看看其他小朋友，有什么事就让妈妈按铃，阿姨就过来了。

患儿：阿姨，来时带小红花。

护士：好的！

第五节 重症监护病房护患沟通

案例导入

患者,男,36 岁,车祸伤昏迷,在送入 ICU 时,患者家属因为不理解 ICU 的探视限制制度,不愿让患者单独进入病房,情绪激动,与医护人员发生冲突,言辞激愤。

请思考:作为一名 ICU 护理人员,此时应如何与患者家属进行沟通,让患者家属遵守医院的规章制度,配合医护人员的抢救工作?

重症监护病房(简称 ICU),收治的是严重创伤、烧伤和休克等引起的多器官功能障碍和(或)衰竭、严重的心律失常及急性心力衰竭等重症患者。患者在接受复杂的综合性治疗与护理的同时,由于 ICU 的特殊环境和管理制度,以及患者在治疗护理过程中所承受的种种痛苦体验,导致患者容易出现焦虑、孤独等一系列的心理问题,这不仅会影响患者的治疗和康复,还会给患者的生活水平及生存质量带来严重的影响。因此,ICU 护理人员在工作过程中,不但要及时发现和处理患者出现的病情变化,还要能及时发现患者所出现的心理问题,并在此基础上给予患者必要的沟通干预,及时解除患者的思想负担,促进患者的康复。

一、重症监护病房患者的特点

ICU 患者的病情重,病情进展快,病程变化多样,患者具有明显的差异性和极高的死亡率。ICU 通常是全封闭管理的科室,亲属不能入病房探视患者,患者面对陌生而复杂的环境;各种复杂先进的仪器设备在给患者提供治疗监测的同时,也会给患者带来异常的刺激并限制其躯体活动;加上患者的疾病影响,这些因素往往会导致患者产生不同程度的焦虑、抑郁、恐惧等心理反应。有些患者还易出现 ICU 综合征,即患者在 ICU 监护过程中出现的以精神障碍为主,兼具其他表现的一组综合征。其临床表现呈多样性,程度轻重不一,主要是以精神障碍为主,兼有其他伴随症状,如谵妄、情感障碍、思维障碍及头痛、失眠等;有些患者还会出现无效性否认,否认自己的疾病和抗拒环境,认为自己的病情很轻,不需要各种监护,要求尽快出院等。

二、重症监护病房护理工作的特点

1. 专业素质要求高　ICU 危重患者多,各种抢救设备多,护理操作项目也较多,这就要求 ICU 护理人员应具有娴熟的护理操作技术和良好的身体素养。危重患者时刻处于病情变化中,要求护理人员还应具备高度的责任心、敏锐的观察力及突出的应变能力。ICU 内集中了现代化的监护设备与急救设备,要求护理人员还应具备精湛的专业技术能力,能熟练使用现代化的监护设备与急救设备,配合医生实施抢救。ICU 护理人员面对不同心理反应和需求的患者,会出现一定的情绪反应,而护理人员异常的情绪变化和反应,会直接影响患者及家属,因此 ICU 护理人员要具备一定的情绪调节和自控能力。由于 ICU 实行的是封闭性管理,家属不能随意进入,容易出现护患关系紧张或医疗纠纷,这就要求 ICU 的护理人员还应具备较强的沟通能力和协调能力。

2. 劳动强度大,压力指数高　ICU 的患者基本上不具备生活自理能力,加上封闭的管理制度,

ICU 护理人员不但要完成日常的治疗和护理工作，还要参与抢救，准确完整地记录各种监护数据等；在晚班和夜班单独值班时，由于危重患者多，监测项目多，ICU 护理人员不但要完成繁重的护理工作，还要处置突发病情变化，预防患者发生意外等情况，同时还要随时收治急诊危重患者，这增加了 ICU 护理人员的劳动强度，而高强度的护理工作，使 ICU 护理人员的精神长期处于紧张状态，也增大了护理人员的压力指数。

知识链接

ICU 护士技术能力要求和工作标准

ICU 护士技术能力要求：

1. 掌握基本的心电监护技能，能判断异常心电图。
2. 掌握基本的血流动力学检测技术，能初步判断血流动力学的异常变化。
3. 掌握基本的急救技术，包括心肺复苏、电击除颤、急救药品使用等。
4. 熟练使用各种输液泵、微量泵、空肠泵，正确实施输液治疗、微量药物治疗和肠外营养治疗。
5. 掌握气道护理技术，熟悉呼吸机操作技术，正确实施呼吸机治疗。
6. 掌握各种创伤性操作的配合技术，如深静脉穿刺术、气管切开术、腹腔穿刺术、胸腔穿刺术的配合技术。
7. 熟悉多脏器的支持技术，如血液净化技术、体外起搏技术等。
8. 具有各专科的专科护理知识和技能。

ICU 护士工作标准：

1. 通过 ICU 知识和技能的相关培训和考核。
2. 熟练掌握 ICU 的基础知识、专科知识和技能。
3. 严格遵守各项护理制度、ICU 制度和操作常规。
4. 具有良好的慎独精神和敏锐的观察力。
5. 具有良好的沟通能力、心理疏导能力和爱伤观念。
6. 具有良好的团队协作精神和奉献精神。

三、重症监护病房护理工作中的沟通

ICU 患者病情急、危、重，患者处于高度应激状态。患者的心理反应强烈而复杂，希望得到医护人员的关注，对语言刺激的承受能力较弱。而护理人员微笑的面容、稳定的情绪、高昂的工作热情、熟练的操作技术及有效的沟通等，不但可以对患者产生直接的感召力，还能消除患者的烦恼、减轻患者的疼痛，使患者积极配合抢救和护理工作。

1. 恰当沟通，有效安抚　护理人员是 ICU 监护环境中的重要调节者。ICU 患者一般病情较重，在沟通时要注意语气温柔，语速放慢，态度和蔼等。对新入 ICU 的患者，护理人员应主动向患者介绍监护室的环境及抢救设备，如及时向患者解释病情、治疗、护理等情况，耐心回答患者疑问，说明 ICU 治疗的特殊性和必要性，并介绍 ICU 主任、护士长、主管医生等，消除患者对 ICU 环境的陌生感，减轻患者的焦虑、恐惧等心理反应；在不影响 ICU 工作的前提下，及时安排家属、朋友适当探视，满足患者的亲情需求；ICU 病室往往需要操作多种设备，在操作前要向患者讲解操作设备的目的、配合方法及操作意义等，减少患者的恐惧心理，并尽量保证一次性成功，取得患者的信任；患者病情稳定后，及时进行健康教育，讲解相关疾病知识，ICU 监护的优点、安全性等，改善患者无安全感、恐惧、忧虑等负性心理；在为患者进行护理操作时，也应向患者解释目的和方法，如为患者翻身扣背时应向其解释扣背是协助有效排痰的重要手段，并非打他，如为患者使用约束带是为了防止其睡眠时无意识拔管发生意外，并非不尊重他等；同时在和患者进行沟通的过程中要细心观察患者的心理变化，根据实时监测和观察，掌握患者的心理状态，进行针对性疏导和安抚，使患者能配合治疗和护理工作。

2. 适当运用非语言沟通技巧　对于因气管插管、气管切开等原因导致患者存在语言沟通障碍的患者，或因防止坠床、导管脱落等导致的肢体语言受到限制的患者，护理人员应使用患者的非语言沟通方式。如护理人员在护理患者的过程中保持仪表端庄、面带微笑、动作轻柔、操作熟练等，可以使患者对护理人员产生信赖心理，消除因疾病和无家属陪伴带来的负面情绪，增强战胜疾病的信心等；护理人员也可通过对患者表情的观察，判断患者的内心需求，如患者眉头紧皱或眨眼表示不适，面部表情平淡自然表示需要得到满足等；也可以告诉患者，当护理人员忙于抢救或执行各项护理操作时，如有需要可以通过使用床头呼叫器或拍打床给护理人员示意；可以通过点头或摇头来表达自己的需求，如是否疼痛或体位是否合适等；护理人员也可以与患者约定统一的手势，如大拇指表示大便、小拇指表示小便、手掌向上表示抬高床头、手摸胸部表示胸痛、手掌向下表示降低床头等，这些手势可以按照患者的表达习惯进行更改，以满足患者的需要；对于有一定文化程度的患者，或简单的手势、表情无法表达需求的患者，护理人员可以为其准备写字板，让其用文字书写出自己的需求，并及时予以解决；对于不识字的患者，护理人员可为患者准备各种彩色的图片，如想要大小便、想要喝水、体位不适等，患者可根据自己的需要出示相应的图片；对于肢体活动障碍的患者，护理人员可根据图片内容边念边问，患者可用点头和摇头等头势语言予以回应。

3. 与患者家属的沟通　ICU 患者病情重、病情变化快、预后难料，家属易出现冲动、猜疑、过度焦虑、抑郁等反应。因此，患者入住 ICU 后，ICU 护理人员应采用通俗易懂的语言，向家属交代病情，告知患者的治疗方案，每日把患者的病情及治疗护理效果信息告知家属，让家属有充分的思想准备，减轻家属的不良情绪反应；对于治疗过程中患者病情出现变化时，应及时告知和安慰家属，抚慰家属时注意语言要平和，勿使用伤害性词语，从而减轻家属的消极情绪，以便积极地配合抢救工作。

课程思政

学会给患者一个“苹果”

一场突然来临的沙漠风暴使一位旅行者迷失了方向。更可怕的是，旅行者装水和干粮的背包也被风暴卷走了。他翻遍身上所有的口袋，找到了一个青青的苹果。“啊，我还有一个苹果！”旅行者惊喜地叫着，他紧握着那个苹果，独自在沙漠中寻找出路。每当干渴、饥饿、疲乏袭来的时候，他都要看看手中的苹果，然后抿一抿干裂的嘴唇，陡然又会增添不少的力量。一天过去了，两天过去了，第三天旅行者终于走出了荒漠。那个他始终未曾咬过一口的青苹果，已干巴得不成样子，他却宝贝似的一直紧攥在手中。

ICU 的患者，面对疾病的折磨，有些患者往往会丧失康复的信心和勇气。因此，ICU 的护理人员在工作过程中，要学会不失时机地馈赠给患者一个满怀信念的苹果，比如疾病治疗的新技术、患者对亲人的牵挂、患者尚未完成的事业等，帮助患者树立战胜疾病的信心，度过人生的沙漠！

课证融通知识点

1. ICU 患者的特点。

2. 与ICU患者及家属沟通时应采用的技巧。

四、重症监护病房典型案例护患沟通示范

案例一：患者，男，70岁，因“急性前壁心肌梗死，高血压”入院，急诊经皮冠状动脉介入治疗，左冠状动脉前降支植入2枚支架，手术后入ICU，3 d后，患者认为在ICU住了3 d病情已稳定了，以ICU的重症患者多、监护仪器多、晚上影响休息为由，要求转到普通病房。

患者：“护士，你看我现在不是好好的吗？在这夜里也休息不好，让我转到普通病房吧。”

护士：“爷爷，您先别激动，听我给您解释。您刚做完手术，心脏放了2个支架，虽然手术做得很成功，但手术后需观察您的身体情况，在这能及时发现您的病情变化，等您病情稳定了，我们就把您转到普通病房。”

患者：“有什么不稳定的，我都在这住了3 d了，你看我现在也没啥问题，在这夜里的各种声音吵得睡不着，还影响我的恢复呢。”

护士：“爷爷，您先别着急，虽然您在这住了3 d，但现在病情还没有完全稳定，等病情完全稳定了，我们立即把您转到普通病房。奶奶他们刚才还交代让嘱咐您，在这安心住几天，一定等病情完全稳定后才让您转出去，这样他们才放心，您就安心再住几天吧。”

患者：“既然这样，我就再住几天吧，但你们这里晚上有点吵，在这夜里睡不着。”

护士：“那我们夜里尽量把各种仪器的声音调小一些，各种操作我们也尽量集中进行，晚上再把您的围帘拉上，到时如果您还睡不着，您告诉夜里值班的护士，我们再想其他办法帮您解决，您看这样行吗？”

患者：“那夜里再看看吧，如果还是睡不着我再找你们。你再帮忙告诉奶奶他们，我听他们的再住几天，别让他们担心了。”

护士：“您放心，我现在就告诉他们去。”

患者：“那谢谢你，护士！”

护士：“不客气，应该的，您先休息，我去给奶奶他们说一声！”

患者：“好的！”

（第二天早上）

护士：“爷爷，您昨晚睡得怎么样？”

患者：“仪器声音小了很多，刚开始还是睡不着，后面不知啥时候就睡着了。”

护士：“那就是说昨晚睡着了。”

患者：“睡着了。”

护士：“太好了，今天看着气色就很不错！”

患者：“那还要谢谢你们了！”

护士：“您客气了，爷爷！这是我们应该做的，您每天保持这种愉快的心情，加上我们的治疗和护理，相信您很快就可以转到普通病房了！”

患者：“那我就每天保持愉快的心情，积极配合你们的治疗和护理，争取早日转到普通病房，争取早日出院回家！”

护士：“一定可以的，爷爷，加油！”

患者：“加油！”

练习题

1. 在治疗性沟通的交谈阶段,护士提出问题时应注意的是(　　)
   A. 最好一次把所有的问题都提出
   B. 问题要符合患者的职业、年龄和文化程度
   C. 为准确表达,应多使用专业术语
   D. 为了简洁,尽可能使用医学名词的简称或英文缩写
   E. 只需使用闭合式提问
2. 护士与患者家属的沟通中,错误的是(　　)
   A. 尊重患者家属
   B. 给予患者家属心理支持
   C. 指导患者家属对患者进行生活照顾
   D. 指导患者家属参与患者的护理过程
   E. 指导患者家属参与患者的治疗过程
3. 患者,女,57 岁。入院诊断为大叶性肺炎,今日患者康复出院,护士对患者说:"请多保重,注意按时复查。"此语言属于(　　)
   A. 迎接用语　B. 工作用语　C. 送别用语
   D. 介绍用语　E. 礼貌用语
4. 患者,女,50 岁,工人,高中文化,有听力障碍。护士在病室与其沟通时,不妥的方式是(　　)
   A. 核实信息　B. 倾听时身体位置与患者同高　C. 用手势和表情加强信息传递
   D. 提高讲话声音与其交流　E. 可适当使用文字交流
5. 在患者手术前做好宣传教育,可以稳定患者的情绪,健康教育时护士的语言特点应当是(　　)
   A. 专业性地讲述　B. 随意性地调侃　C. 自然真诚地讲述
   D. 简练精短的概括　E. 夸大手术并发症的讲述
6. 患者,男,75 岁。因脑出血进行手术已数小时。家属焦急地问病房护士:"手术怎么还没有结束啊,我很担心!"此时最能安慰家属的回答是(　　)
   A."假如手术有问题,医生会通知您的。"
   B."这样的病情手术风险本来就很大,您就别催了!"
   C."您的心情我能理解,我可以打电话了解情况后再告诉您。"
   D."这种手术的时间就是很长,您去手术室门口等着吧。"
   E."对不起,我不清楚手术的情况。"

(7、8 题共用题干)患者,男,68 岁,农民,文化水平低。胃癌手术后,护士在探视期间与其进行交谈,交谈过程中,护士手机来电,护士立刻将手机关闭;患者感到伤口阵阵疼痛,并感到聒噪;探视患者的女儿轻轻安慰,最终交谈无法进行下去,不得不中止。

7. 影响此次交谈失败的因素是(　　)
   A. 伤口疼痛　B. 患者情绪烦躁　C. 患者女儿在场
   D. 患者文化程度低　E. 护士没有掌握好交谈时间
8. 导致此次交谈失败的个人生理因素是患者(　　)
   A. 无文化　B. 情绪烦躁　C. 年龄较大
   D. 伤口疼痛　E. 女儿在场
9. 初产妇,正常自然分娩。在第二产程时宫缩越发强烈,腹痛越发剧烈,疼痛难忍,这时护士最恰当的沟通方式是(　　)
   A. 投以关切的目光　B. 默默陪伴　C. 按摩腹部
   D. 紧握产妇的手　E. 劝其忍耐

10. 护士和孕妇产前沟通时,不应该选择的话题是(　　)
A. 胎儿的大小　B. 分娩的过程　C. 个人经历
D. 母乳喂养的优点　E. 新生儿护理知识

11. 护士在早上查房时说“今天天气真好呀!”这属于沟通中哪一个层次的沟通(　　)
A. 分享性沟通　B. 事务性沟通　C. 共鸣性沟通
D. 一般性沟通　E. 情感性沟通

12. 当产妇进入宫颈扩张潜伏期出现阵发性腹痛时,产科护士面带微笑地摸着产妇的腹部轻轻拍着肩膀鼓励说:“不要害怕,你的小宝宝即将出来和你们见面了,我们和你一样期待。”体现了语言沟通的(　　)
A. 真诚性　B. 保密性　C. 规范性
D. 情感性　E. 广泛性

13. 护士对产后出现抑郁的患者进行健康宣教时,患者表示不耐烦。此时护士的最佳反应是(　　)
A.“不听可不行,护士长要来检查的。”
B.“不想听我就把宣传册放这了,有时间你自己一定要看一看。”
C.“如果你不想听,我陪你坐一会吧。”
D.“你这样对你没好处,这是为你好的。”
E.“你应该认真听一听,没坏处的,否则会加重你的病情的。”

14. 患儿,女,2个月。因肺炎、高热急诊入院,护士为其进行静脉输液时,两次穿刺失败,患儿父亲非常气愤,甚至谩骂护士,导致此事件发生的主要因素是(　　)
A. 角色期望冲突　B. 角色责任模糊　C. 角色权利争议
D. 角色心里差位　E. 经济压力过重

15. 患儿,女,3岁,因急性上呼吸道感染入院,护士在与患儿沟通时,始终采用半蹲姿势与其交谈,此种做法主要应用了沟通技巧的(　　)
A. 倾听　B. 目光沟通　C. 语言沟通
D. 触摸　E. 沉默

16. 患儿,10岁,因大叶性肺炎入院。入院当晚,护士巡视病房时,患儿对护士说:“你们都是坏人,把爸爸妈妈都赶走了,我自己害怕睡不着。”护士正确的回答是(　　)
A.“你要听话,这样病才好得快。”
B.“医院规定,不能让爸爸妈妈陪护,你要勇敢点。”
C.“你想爸爸妈妈了吧,我陪你说说话好吗?”
D.“爸爸妈妈一会就来了,你先睡吧。”
E.“你乖乖睡觉,明天给你买好吃的。”

17. 患儿,男,2岁,因缺铁性贫血入院治疗,护士在为患儿治疗时,护士让患儿接受的语言是(　　)
A. 指导式语言　B. 关心式语言　C. 夸赞式语言
D. 安慰式语言　E. 解释式语言

18. 足月新生儿,因吸入性肺炎入儿科抢救室抢救,抢救结束后,家属询问护士患儿情况,护士应该(　　)
A. 客观介绍　B. 简要回答　C. 隐瞒病情
D. 暂不回答　E. 简练精短地概括

19. 下列不属于非语言性沟通形式的是(　　)
A. 面部表情　B. 手势　C. 身体运动
D. 身体姿势　E. 健康宣教资料

20. 使用呼吸机的患者常常用手势和表情与护士传递交流信息,此时的非语言行为对语言具有(　　)

A. 补充作用　　B. 替代作用　　C. 驳斥作用
D. 调整作用　　E. 修饰作用

21. 护士与哭泣的患者交流时,方法不正确的是(　　)
A. 安慰并阻止患者哭泣　　B. 待患者平静下来可主动聆听　　C. 鼓励其将哭泣的原因说出来
D. 不能训斥、评论患者　　E. 陪伴患者

22. 患者,男,因腹痛急诊入院。患者意识模糊、脉搏细弱,诊断为急性胰腺炎伴休克入重症监护室,家属急切询问监护室护士患者"情况如何?""严重不严重?""有没生命危险?"护士最恰当的回答是(　　)
A."我们还在抢救其他患者,等会医生会向您交代情况的。"
B."您先签住院知情同意书,办完入院手续再说。"
C."医生正在积极抢救您的家人,请配合我们,谢谢!"
D."我们抢救过很多这种患者,你别担心。"
E."你们应该把患者早点送过来的。"

23. 当患者因病情沮丧哭泣时,护士不恰当的沟通行为是(　　)
A. 坐在她身边,让其通过哭泣发泄情绪　　B. 握着患者的手默默陪伴
C. 在停止哭泣时,鼓励其将哭泣的原因说出来　　D. 制止她哭泣,以免影响其他患者
E. 当患者想独自一人安静一会时,为其提供安静环境

参考答案

实训项目　病区护患沟通

【目标】

1. 熟练运用与不同科室患者的护患沟通方法,根据各病区患者的特点,合理、顺畅地完成护患沟通过程。

2. 树立以患者为中心的护理理念,培养学生良好的职业道德和人文修养,促进护患关系的和谐。

【方法】

角色扮演、小组展示、总结纠正、课后反思,具体方法如下。

1. 课前　教师课前给学生布置实训任务,学生以小组为单位,参考以下案例或自行确定病区案例,小组成员根据各自的优势选择角色,确定各角色的行为目标及角色特征,在课余时间,利用所学知识、图书和网络资源编写剧本、练习、讨论、再练习,直至熟练、满意为止。

2. 课中　每组展示前由组长对沟通案例、方案、角色分配及达到的效果进行介绍,然后进行案例沟通展示。结束后由教师和小组长进行评价打分并对小组成员的表现进行点评,指出优缺点。所有小组表演完毕,教师进行归纳总结,肯定成绩,纠正表演不足。

3. 课后　要求每位学生针对本次实训过程进行反思,写出实训报告,包括收获、存在的不足及改进措施等。

【案例】

案例一:患者,女,56 岁。因糖尿病收治入院,护理级别:三级护理。当护士说明住院期间无须

留陪护时，患者焦虑不安，患者女儿因担心母亲病情，坚决要求陪护。

根据案例，从患者入院时的接待、糖尿病的健康教育（包括饮食/运动/用药等）、患者和家属所担心的问题及心理护理、患者目前的健康状况及护理级别等方面进行沟通演示。

案例二：患者，男，63 岁。有慢性支气管炎病史，大量饮酒后高热、咳嗽、咳痰，2 d 前咳大量脓痰伴鲜血。X 射线显示：左上肺有高密度阴影，并有透光区。护士巡视病房时发现患者神情紧张，恐惧不安，反复询问病情和各项检查结果。

根据案例，从疾病的健康教育，高热患者的护理，咳嗽、咳痰患者的护理，患者的心理护理（焦虑、恐惧的心理护理）等几个方面进行沟通演示。

案例三：患者，男，19 岁。手术前需留置导尿，护士发现患者面带难色且不断询问是不是可以不留置导尿，是不是还有其他方式代替等。

根据案例中患者的病情和手术需要，就留置导尿的原因、重要性、配合要点及留置导尿的注意事项等几个方面与患者进行沟通，减轻患者的疑虑。请对沟通过程进行演示。

案例四：产妇，女，26 岁，6 d 前经会阴切开术顺产一女婴，婴儿重 3 000 g。护士查房时发现产妇抱着婴儿在哭泣。经反复询问，产妇说家人都不关心她，不愿意照顾她。但护士经了解得知，产妇的丈夫在医院天天陪伴着她，婆婆也天天熬汤送过来。

根据案例，从产妇的产后护理、注意事项与产妇进行详细沟通并演示，与产妇丈夫就患者需要更多陪伴、协助妻子照顾孩子、饮食护理等几个方面进行沟通并演示。

案例五：患儿，男，3 岁，因上呼吸道感染入院。住院期间，每次看到医生和护士时都远远地躲开，医生和护士一进病房患儿就大哭大闹，不配合检查和治疗。

根据案例，针对患儿的情况，与患儿及家属进行沟通并演示。

【评价】

包括自我评价、同学互评、教师评价，评分标准如下。

考核指标	考核要点	分值	扣分
语言沟通能力	1. 语言表达顺畅、语速适中、条理清晰、层次分明、符合礼仪规范及患者特点 2. 能合理运用语言沟通技巧进行沟通	10 15	
非语言沟通能力	1. 服饰得体，姿态自然、端庄，目光和蔼、面部表情亲切自然、举止稳重 2. 能合理运用非语言沟通技巧 3. 合理、有计划地安排与患者沟通的时间，根据不同的沟通层次和内容选择合适的沟通场所，保持合适的沟通距离	15 5 5	
沟通技巧能力	1. 认真倾听，真正理解患者所表达的内容和情感，并通过适当的方式给予及时反馈 2. 从患者的角度出发，通过言语表达出患者的各种情感和根本问题，并给予支持、理解和疏导，提出具体可行的措施（共情能力）	10 10	
协调能力	促进患者与医务人员、家属之间的信息沟通和情感联系，激发群体成员间的互动作用，创建积极的群体氛围	10	
综合评价	1. 小组成员之间配合默契，场景布置合理 2. 沟通过程设计合理，表演环节安排紧凑，沟通合理，与案例内容相符	10 10	
总分		100	

评分者__________

（杨艳英）

第五章　护理操作中的护患沟通

知识归纳

学习目标

1. 知识目标　掌握护理操作前、中、后的沟通技巧及护理操作中发生意外时的沟通方法。
2. 能力目标　正确运用沟通技巧顺利完成各项护理技能操作；具有正确处理操作中出现意外或差错的能力。
3. 素质目标　树立以患者为中心的护理理念，养成良好的语言修养，在培养学生治疗技术的同时塑造良好的职业道德，体现人文关怀，达到德技双修的目的。

第一节　护理操作中的护患沟通原则和技巧

案例导入

患者，张某，男，70岁。在家不小心摔倒，下肢疼痛难忍，无法活动，由120急救车送往医院。经医生检查后，诊断为股骨颈骨折，需要手术治疗而入院。术后卧床2周出现便秘，经其他治疗无效，医嘱为大量不保留灌肠。

请思考：

1. 护士为患者进行灌肠时，在操作前、中、后应如何与患者沟通？
2. 在操作中如何维护患者的自尊？

护理操作是护理人员为患者实施治疗和护理，帮助其恢复健康的重要手段之一。护理人员在操作过程中，礼貌的用语、友善的态度、娴熟的技术，不但可以降低护理风险，提高护理质量，也可以和患者建立良好的护患关系，从而使患者以积极的心态配合疾病的治疗与护理工作。

一、护理操作时的护患沟通原则

1. 目的性、针对性原则　护理操作是为患者进行生活护理、疾病治疗等措施的重要手段，是围绕帮助患者减轻痛苦、恢复健康而展开的。操作过程中的沟通一般是评估患者的健康状况，发现健康问题，制订并执行护理计划，因此护理操作的沟通具有较强的目的性和针对性。

2. 治疗性、和谐性原则　在护理操作过程中，为达到治疗疾病的目的，护理人员要根据不同患者的病情、年龄、文化背景、社会角色等，运用不同沟通方式，使患者明白操作的目的、配合要点及注意事项。恰当地运用坦诚、同理心、爱心等沟通技巧，顺利完成各项护理操作，同时促进护患双方和谐相处。

3. 平等、尊重的原则　护理操作沟通要坚持以患者为中心，体现真诚、关心、理解和同情。护患双方在沟通时应该始终处于平等的地位，相互理解、相互尊重。这样不但会达到应有的治疗效果，对促进护患关系也有积极的意义。

二、护理操作中的护患沟通技巧

护理工作操作性很强，其技能的熟练程度关系着患者的治疗效果。如果操作前、中、后不与患者进行沟通，直接进行技术操作，易导致患者不理解、不配合，不但影响治疗效果，甚至造成护患纠纷。因此，操作前、中、后的护患沟通就显得尤为重要。在沟通时，护理人员应尽量使用通俗易懂、简洁明快的语言，让患者能够听清楚、听懂护理人员要表达的意思。沟通时应尊重患者，使患者获得亲切感、信任感，从而能积极主动地配合护理人员，顺利完成各项护理操作。

（一）操作前的护患沟通技巧

1. 充分的准备　在实施护理操作前，护士应详细了解患者的病情，明确操作的目的、所需的用物、具体的操作方法、实施中的注意事项及发生意外情况时的处理方法等。同时，应根据患者的身体情况，指导患者做好相关准备，如喝水、排泄、安置舒适的体位等；做好环境准备，护理操作多在病房进行，整洁、舒适的病房环境，有利于操作的顺利进行；操作中应注意保护患者的隐私，需要或可能暴露患者的隐私部位时，拉上床帘或屏风遮挡，维护患者的自尊，缓解患者的紧张情绪。经过充分准备的操作，才能保证患者的安全，获得良好的治疗与护理效果。

2. 得体的仪容举止　护理操作前，护士首先应注意自身仪容的整齐、清洁、无污染，以提高患者对护士的信任；同时，还要保持得体的举止，如行走敏捷、点头微笑、亲切沟通等。其次是保持积极的心态，调节好自己的情绪，处于积极稳定的状态，避免将悲观消极的不良情绪在操作过程中宣泄给患者。

3. 礼貌的言谈、清晰的解释　操作前护士应以礼貌的语言向患者清晰地解释本次操作的目的、操作的方法、操作过程中患者可能出现的感受、患者需要做的准备等，减轻患者对护理操作的恐惧感，取得患者的配合。同时，在解释时护士也要认真查对患者床号，姓名，性别，年龄，诊断，药物使用的剂量、浓度、执行时间等，保证操作的安全、准确。沟通解释时应注意以下几点。

（1）礼貌称呼，谦虚介绍：应根据患者的年龄、性别、职业、职务等有礼貌地称呼对方，如李姐、王大爷、张老师、刘校长等。介绍自己的姓名和职责，我叫杨××，叫我小杨就行，我是您的责任护士，今天由我为您进行治疗。

（2）选择适宜的开场方式：适宜的开场方式能拉近护患双方的距离，密切护患双方的关系，增加患者的信任感和安全感。①问候式：如“您今天感觉怎么样”“昨天晚上休息得好吗”。②关心式：如“气温不稳定，您记得及时增添衣物”“您这样躺着舒服吗”。③赞扬式：如“您今天气色不错”“您的孩子真孝顺”。④言他式：如“您在读什么书”“您的化验结果下午才能出来”。

（3）科学解释：护理操作前应礼貌地对患者做一些关于治疗措施的科学解释，让患者了解治疗措施的意义，充分体现对患者知情权的尊重。例如，要给一位腹泻的患者输入生理盐水时，应这样向患者说明：“您好，由于您腹泻出现脱水、低盐表现，为了改善您的这些症状，现需给您输入 0.9% 生理盐水 250 mL，请您配合一下好吗？”注意在整个治疗操作过程中要求患者配合时一定要“请”字当先，不能以命令式的口气对患者说话。

（二）操作中的护患沟通技巧

1. 和蔼的态度、真诚的关怀　在操作过程中对待患者的态度要和蔼可亲，友善地解释操作的方法和意义，询问患者的感受，随时为患者解除困难和疑虑，或给予适当的安慰。通过语言、表情和体态语言表露出对患者由衷的关怀。消除患者对治疗的神秘感和恐惧感，争取得到患者最大程度的配合。

2. 娴熟的操作技术　娴熟的操作技术、扎实的护理知识是对一名合格护士的基本要求，也是对患者的尊重。轻柔的动作、温和的态度、娴熟的技术，均能减轻患者在护理操作过程中产生的不适感，使患者产生受到尊重和得到礼遇的满足。

3. 恰当的指导与鼓励　在操作过程中，亲切地指导患者配合，如“请张口、用鼻呼吸、翻身”等，并不时给予患者适当的鼓励，如“就这样再坚持一下，很快就好了”“您今天配合得很好，用药后一会儿就会感觉好一些的，请您好好休息，如果有什么不适可随时叫我”。整个治疗过程中都应注意保持举止有度、言谈有礼，即使遇上某些患者挑剔、为难时也要保持冷静，具有耐心，始终以礼相待。通过指导与鼓励，消除患者的焦虑与恐惧，还可转移患者的注意力，让患者处于接受治疗和护理的最佳状态。这样既可减轻患者的痛苦，还可提高护理工作的质量和效率。

（三）操作后的护患沟通技巧

1. 诚恳的致谢　操作后对患者的合作应表示诚恳的谢意。如“您很勇敢，感谢您的配合”“祝您早日康复”等。护士应把患者的配合理解为是对护理工作的支持，是对护理人员的理解和尊重，同时也让患者知道，他的配合更有利于其健康的恢复。对患者致谢反映出护理人员良好的礼仪修养和高尚的职业道德。向患者致谢不仅仅是出于礼貌，也可以为下次的护理操作打好伏笔，更是护理人员良好礼仪修养和高尚职业道德的具体体现，具有重要意义。

2. 亲切的嘱咐和安慰　操作后应根据患者病情进行亲切的嘱咐和安慰，同时询问患者的感觉，观察和了解预期效果，交代注意事项，对因操作给患者带来的不适给予安慰等，以消除患者的顾虑，告知患者如有不适请按呼叫器，护理人员也会经常巡视，请患者放心。

课证融通知识点

护理操作中的沟通原则和沟通技巧。

课程思政

工匠精神

工匠精神就是追求卓越的创造精神、精益求精的品质精神、用户至上的服务精神。它既是一种技能，也是一种精神品质。

准确、精湛的护理技术是保证患者安全治疗的关键，一个具有工匠精神的学生，应该勤奋刻苦学习专业知识，熟练和创新各项专业技能。对护理工作有全心全意的敬畏和热爱、尽职尽责的担当和承诺、无欲无求的奉献和坚守。

护理技术操作是护士必备的基本功，精准娴熟的护理技能操作不仅能解除患者身体的病痛，而且能增加患者的安全和信任，减轻患者心理上的顾虑。

工匠精神是学生立足社会的重要保障，是学习护理技能的重要品质，是全心全意为人民服务的重要精神。因此，护理人员要怀匠心、铸匠魂、守匠情、践匠行，对护理技能的每个动作做到精益求精，为护理服务对象提供精准、有效的护理服务。

第二节　护理操作中常见问题的护患沟通

案例导入

护士小王来医院工作已经1个多月了，一次给患者静脉输液时穿刺2次仍未成功，患者家属非常生气，用方言冲着小王大声叫嚷："你会不会扎针啊？拿我们当试验品了，扎了2针都没扎上，你别扎了，找个其他护士来。"小王虽然听不太懂方言，但听到家属大声说话，感觉非常委屈，一气之下真的走了。

请思考：

1. 请分析护士小王没能一针见血的原因。
2. 如果你是当班护士，穿刺失败该如何处理？

临床护理工作中，护理操作是护理工作的主体部分。即使工作经验再丰富，操作水平再高，工作再谨慎、认真，也难免有操作失败的时候。如静脉穿刺失败、插胃管失败等。如能尽快采取补救措施，可以减轻操作失败带给患者的痛苦，改善患者对护士的印象。

一、护理操作时的常见问题

1. 护理操作失败　医院的护理工作者都是经过正规的在校学习、临床实习、取得护士资格证书，才能持证上岗。在工作中由于各种原因，护士可能会出现某项护理操作失败，这也是引起患者与家属不满意或产生护患矛盾的原因之一，如静脉穿刺失败、口腔护理时损伤口腔黏膜等。一方面与护理人员自身因素有关（如技能水平低），另一方面与患者的配合或疾病有关。

2. 用错药或药物过期　"三查八对"是临床护理工作用药中必须严格遵循的查对制度。它可以保证患者用药安全，减少药物不良反应的发生，提高医护治疗护理的效果和患者的生活质量。护理人员在工作过程中，如果查对制度落实不到位，容易出现用错药或使用过期药物的情况。如以下几种。①药名查对失误：查对药名时，只看前半部分或只看后半部分，有些药物名称有不少易混淆的字，因而造成了药名查对失误。有些药物的名称相似，但作用机制、适应证和毒性大不相同。②药物剂量查对失误：给药时用错剂量。药物剂量少于标准剂量，则达不到治疗效果，药物剂量过大，严重者可发生中毒，甚至危及生命。③其他项目查对失误：因患者姓名、床号查对失误而导致发错药的事件在护理纠纷中仍占较高比例；或看错医嘱中的药物剂量、名称、给药途径、用药方法和药物的有效期等，给患者的治疗带来不良影响。

知识链接

三查八对

药物治疗的“三查八对”：三查指的操作前、中、后查，即发药、注射、处置前查，发药、注射、处置中查，发药、注射、处置后查。八对指的是姓名、床号、药名、剂量、浓度、时间、用法、药品有效期。

输血前的“三查八对”：是指为患者输血时需掌握的查对制度。“三查”即查血制品的有效期、血制品的质量及输血装置是否完好；“八对”即患者的床号、姓名、住院号、血袋号、血型、交叉试验结果、血制品种类和剂量。

3. 操作后出现并发症　有些护理操作后容易出现一些并发症，如果没能及时发现和处理，会给患者身体上或心理上造成一定影响，甚至可能加重患者病情。如用药出现过敏反应、输液中发生液体外渗等。

知识链接

移动护理终端

护士移动护理终端（PDA），可扫描识别患者腕带及药品治疗等信息，保证了临床信息处理的准确性和时效性，实现了患者信息的采集、医嘱执行等操作。将护理信息系统的工作范围，以WiFi或4G的方式延伸到患者床旁，实现护士的移动办公。其优点有以下几种。①预防医疗错误，保证患者安全：可以实现医嘱执行之实时性与提示功能、自动化护理记录、给药记录、用药安全查核、改善护理记录字迹潦草及漏登，从而保证患者治疗的安全。②符合评鉴要求及质量指标规定，提供临床决策支持：以患者为中心，落实病历无纸化并提供整合性病历查询、品管指标，可以透过移动护理系统的协助，自动统计或转出、客制化管理报表，提供管理与决策支持。③专注临床照护，提升护理工作效率和质量：移动护理终端可用于各种护理照护服务，减少护理人员往返病房与护士站时间、增加与患者接触时间，使照护功能更完整、减少患者呼叫次数，实时反应及处理患者问题，降低临床照护人员流动率，提升护理工作效率和质量。

二、护理操作中出现问题的原因

（一）护士的原因

护理工作无小事，这就要求护士要有强烈的责任心，这也是每一位护理工作者必须具备的职业素养。患者生命所系，性命相托，护士责任重于泰山，每一件事情，每一个细节都容不得任何马虎，日常工作中要认真做好每项护理操作技能，时刻践行“慎独”精神。如果责任心不强、操作不熟练、语言沟通不当、缺少敬业精神和慎独的态度等，护理操作中就有可能出现失误，给患者造成伤害。

1. 制度执行不严和违反操作规程　护理工作中出现的差错，大多是由于护理人员工作不仔细、责任心不强，执行规章制度不严，违反操作规程，疏于职守而造成的。其中，忽视“三查八对”制度、值班交接班制度、药品、物品、器材的管理制度造成的差错最多见。

2. 环境因素和特殊时间造成差错　工作环境不安静、急诊多、随机性强的科室，在紧急情况抢救患者时，如果值班护士没有按照常规规范执行，容易造成操作失误或失败；在夜班和节假日，如果护理人员安排少，工作繁忙时，容易忽视操作的严谨性和规范性；如果巡视病房不及时，一旦患者的病情发生变化或出现问题未能及时处理，会给患者造成一定影响，影响了护理质量，甚至造成护患纠纷。

3. 护理业务不熟练　因业务生疏造成的操作失误，易发生在工作经历短的新入职护士身上。由于缺乏专科护理知识，护理常规不熟悉，仪器操作不熟练，操作程序生疏，易发生技术性差错。特别是一些新技术的应用，护理人员在使用时缺乏实战经验，遇到紧急情况时应急能力差，在忙乱中易出差错。

（二）患者的原因

1. 患者不配合　患者生病住院以后，由于对疾病治疗产生的担忧，加上陌生的病房环境和脱离家庭温馨所产生的寂寞，常会表现出敏感、依赖、猜疑和自身的失落、烦躁、偏激、焦虑与抑郁等心理；少数重病患者还表现出恐惧、悔恨、愤怒、绝望等。身体上的不适和心理上恐惧，在护士操作时往往表现出不配合、害怕甚至拒绝。

2. 不可抗拒的因素　患者自身的条件所限，如休克患者血管不明显，老年人的血管硬化，昏迷患者插胃管不能配合等，这些不利因素，增加了护理操作难度，有可能导致操作失败。

三、护理操作中出现问题后的护患沟通技巧

护士在操作中一旦失败，应沉着冷静，查清原因及时处理。首先向患者或家属道歉，再次征求患者与家属的意见，得到允许方可采取措施进行弥补。否则另请其他护理人员补救。切忌固执已见，强行操作，如果再次失败，可能会激化护患矛盾，产生护患纠纷。

1. 真诚道歉　操作失败，会给患者造成痛苦或不安，护士应真诚地向患者道歉，可以对患者及其家属说：“真是对不起，让您多受罪了，看到您痛苦我心里也很难受，非常抱歉！”

护理操作失败后应及时采取补救措施，若为技术性原因引起的失败，如静脉穿刺失败，可换其他护士进行操作，以免再次失败引起患者的不满或导致护患矛盾的激化。

2. 恰当沟通　当患者情绪稳定后，护士应向患者及家属解释操作失败的原因及弥补的措施，如对输液引起渗漏肿的患者可以说：“您输液时间长了，血管脆性大，稍有不慎就会出现穿刺失败或液体渗漏时，我以后会更加小心，不过这种液体渗漏对您的身体不会造成影响，输入的药物身体也能吸收，只是速度会慢一点。我现在给您敷些药膏，可以加速药物的吸收。过段时间可以用热毛巾热敷一下肿的地方，肿块就会吸收了。”

3. 谨言慎行　谨言慎行是提高护理质量，减少护患矛盾的有力保障。在进行操作前、中、后的语言沟通时要表达准确，体现知情同意权。一旦出现操作失败，要多听、会听、会说、会不说。多听：患者的想法。会听：理解患者的心理需求。会说：站在患者的角度去说，做到换位思考。会不说：先从自己身上找问题，患者的问题先不说，等患者情绪平静后再说或让其他护士来讲。总之，谨言慎行应贯穿护理操作的整个过程，增加患者的信任，保证患者的安全。

4. 关心体贴　护士操作失败后，应给予患者更多的关心和爱护，减小或消除因操作失败给患者带来的痛苦和护患矛盾。从患者的需求出发，见面时一句温暖的问候，操作时多一些嘱咐，对患者多一些关心，重新建立互相信任的护患关系。

护理操作的沟通不是千篇一律，应根据操作的具体要求，操作对象的性别、年龄、职业、个性等情况，采用合适的沟通方式。因时、因地、因人而宜，做到触类旁通、举一反三，而不是机械地生搬硬套。要学会让每一个需要健康帮助的人都能享受到“白衣天使”诚心诚意的帮助。

课证融通知识点

护理操作中常见的问题、问题的原因及沟通技巧。

第三节 护理操作护患中的沟通示范

一、鼻饲法护患沟通示范

案例:患者,王某,男,56岁,工人。患者因口腔肿瘤需手术治疗,昨日在全身麻醉下行肿瘤切除术。现为手术后第一天,不能经口进食,遵医嘱行鼻饲供应营养和水分。

责任护士:(携带治疗卡,精神饱满,面带微笑,得体大方地来到病房门前,轻叩房门,获得患者或家属允许后进入病房)您好,我是您的责任护士,请问我可以进来吗?

患者:可以。

责任护士:(进病房随手关门,核对床尾,蹲姿优美)您好! 我是您的责任护士张×,可以叫我小张,请问您叫什么名字?(站姿:双脚V字形站立,上身略前倾,手持执行单,面带微笑)

患者:王×。

责任护士:我可以核对一下您的腕带信息吗?

患者:好。(核对腕带时,蹲姿美观,与床边略有距离,一手持执行单,一手轻握患者手,进行核对)

责任护士:王大爷,您口腔刚做完手术,不能经口吃东西,通过静脉补充营养还不够,根据医嘱,现在为您鼻饲,鼻饲就是用一根细的硅胶胃管经鼻腔插入胃内,通过胃管注入营养丰富、富含蛋白质和热量的流质食物及水和药物,从而达到补充营养和治疗疾病的目的,您能够理解吗?

患者:可以。

护士:那您以前做过鼻饲吗?

患者:没有

责任护士:请问您的鼻腔以前患过疾病吗,如鼻腔息肉、鼻炎等?

患者:没有。

责任护士:受过外伤或做过手术吗?

患者:没有。

责任护士:我来检查一下,您眼睛轻轻闭上,(拿手电筒)王大爷,您的鼻腔黏膜完整,请您放心,现在我来试一下您鼻腔通气情况,(用示指轻轻挤压左侧鼻腔)来,您吸气,呼气,(同法用示指轻轻挤压右侧鼻腔)好的,您的两侧鼻孔通气良好,我从右侧鼻腔给您插管可以吗?

患者:好。

责任护士:插胃管对身体无危害,在插管过程中会稍有不适,开始会有点恶心,您张口做深呼吸,并在我的指导下做吞咽动作,过会儿就会好的,我会非常仔细,动作轻稳,您不要担心好吗?(与患者沟通时语速适中不可过快,语气缓和)

患者:好。

责任护士:您先休息,我去做准备,咱们待会儿见。

(责任护士对患者情况、环境及用物的评估内容:该患者是一位清醒患者,经讲解理解此次鼻饲治疗的目的、方法及注意事项，愿意配合，患者鼻腔黏膜完整，鼻腔无疾病及手术外伤史，适宜插入胃管，用物已准备齐全，一次性物品均在有效期内，根据医嘱鼻饲液为牛奶200 mL，温度为38～40 ℃。病室宽敞，光线明亮，无干扰，适宜操作。洗手，戴口罩。）

责任护士：（洗手，戴口罩，在治疗室准备用物，推治疗车至病房门口，轻叩房门，获得患者或家属允许后进入病房，推治疗车至床旁）王大爷您好！刚才我们已经见过面了，我是您的责任护士小张，请允许我再次核对一下您的腕带信息好吗？

患者：好的。

责任护士：您准备好了吗？我们现在开始吧？

患者：好的。

责任护士：（颌下铺治疗巾，放置弯盘，备胶布）王大爷，插胃管的过程中您躺着或坐起来都可以，您是想躺着还是坐着？

患者：躺着吧。

责任护士：您这样躺着舒服吗？

患者：舒服。

责任护士：我先用棉签给您清洁鼻孔，您不要动啊。

患者：嗯嗯。

责任护士：（打开治疗盘，戴手套，检查胃管是否通畅）王大爷，我来为您测量一下胃管插管的长度，经测量胃管插入长度为50 cm，并做标记。您头先后仰，（液体石蜡润滑胃管前端，一手持纱布托住胃管，另一手持镊子夹住胃管前端5～6 cm处，沿一侧鼻孔缓缓插入至咽喉部14～16 cm时）您现在做吞咽动作，像吃面条一样往下咽。好，不要着急，再来咽一次，王大爷，有点恶心，是吗？

患者：嗯。

责任护士：您张口深呼吸，休息一会儿就会好的。现在感觉怎么样？

患者：还可以。

责任护士：请再坚持一下，马上就好，您配合得很好。我现在确定一下管是否在胃内，（检查胃管在胃内有3种方法：①抽出胃液；②胃管末端放水杯中无气泡逸出；③从胃管末端注10 mL空气，同时在胃部听到气过水声）王大爷，你看从胃管内抽出浅褐色胃液，说明胃管在胃内，请您放心。（操作娴熟、干练，有条不紊，认真仔细，动作轻柔）

患者：好的。

责任护士：插管很顺利，胃管已经插入胃内了，我将鼻饲管固定于您的鼻翼、面颊部。（先用注射器抽吸30 mL温开水）我先用温开水给您冲洗一下胃管，再注入牛奶。（按医嘱要求抽吸鼻饲液牛奶，温度为38～40 ℃，量不超过200 mL/次，缓慢推注于胃管内，每次推注至少间隔2 h，鼻饲前抽胃液，鼻饲后用30 mL温开水冲洗胃管，上提胃管使鼻饲液全部进入胃内，纱布包裹后，别针固定枕旁）王大爷，由于您病情和治疗的需要，胃管将保留一段时间，您在翻身或起床活动时小心点，避免胃管脱出。

患者：好的。

责任护士：您的鼻咽部现在会有异物感或轻微的疼痛，不过没关系，很快您就会适应的，平时请注意漱口，保持口腔清洁，好吗？

患者：好的。

责任护士：这次治疗已经给您做完了，我把呼叫器给您放在枕边，如有什么不舒服，请及时按呼叫器，我也会随时来看您的，谢谢您的配合。（整理用物，洗手，做好记录）

经过几天的治疗，患者病情好转，能自己进食，医嘱：拔除胃管。

责任护士：王大爷，您恢复得很快，现在可以经口吃东西了，遵医嘱给您拔出胃管。

患者:太好了。

责任护士:(携用物至床旁,核对患者信息,胃管开口处保持关闭,弯盘置口角旁取下胶布,嘱患者深呼吸至咽喉处快速拔出,放入医用垃圾桶)王大爷,胃管已经顺利拔出了,您感觉怎么样?

患者:舒服多了。

责任护士:我来帮您漱漱口。

患者:好的。

责任护士:您把眼睛轻轻闭上,我再检查一下您的鼻腔。您的鼻腔黏膜完整,请您放心。您就维持这个卧位 20 ~ 30 min 后再活动,好吗?

患者:好的。

责任护士:我现在离开病房,您还有什么需要吗?

患者:没有。

责任护士:我将呼叫器给您放在枕边,如果有什么需要请及时按呼叫器,我也会随时来看您的,谢谢您的配合,祝您早日康复!

患者:好的,谢谢!

(责任护士协助患者取舒适体位,整理用物,医疗垃圾分类处理,洗手,记录,礼貌告退,出病房门随手关门)

二、生命体征测量护患沟通示范

案例:患者,李某,男,65 岁,退休教师,诊断为高血压,为进一步治疗收入病区,入院后责任护士给予其入院教育,测量生命体征。

责任护士:(携带治疗单,精神饱满,面带微笑,得体大方地来到病房前,轻叩房门,获得患者或家属允许后进入病房)您好,我是您的责任护士,请问我可以进来吗?

患者:可以。

责任护士:(进病房随手关门,核对床尾,蹲姿优美)您好!我是您的责任护士田×,可以叫我小田,请问您叫什么名字?

患者:李××。

责任护士:我可以核对一下您的腕带信息吗?

患者:可以。

责任护士:李老师,您好!您这两天吃饭怎么样?昨晚睡得好吗?

患者:还可以。

责任护士:为了观察您的病情变化,准确诊断,为治疗提供依据,现在我给您测量一下体温、脉搏、呼吸和血压,这项操作不会给您带来伤害,您可以放心,您的这侧胳膊以前受过外伤或做过手术吗?

患者:没有。

责任护士:按压这里痛吗?

患者:不痛。

责任护士:您活动一下胳膊,好,待会我们就在这侧手臂测量血压。您先休息,我去做准备,我们待会儿见。

患者:好的。

(评估结果:患者神志清楚,经讲解理解此次操作目的、方法,注意事项,愿意配合,测量前 20 ~ 30 min 无剧烈运动;病室环境安静整洁,无干扰;用物准备齐全。洗手,戴口罩)

责任护士:(推治疗车至病房门口,轻叩房门,获得患者或家属允许后进入病房,推治疗车至床旁)李老师您好!刚才我们已经见过面了,请允许我再次核对一下您的腕带信息好吗?(核对腕带时,蹲姿美观,与床边略有距离,一手持执行单,一手轻握患者手,进行核对)

患者:可以。

责任护士:您准备好了吗?我们现在开始。

患者:好的。

责任护士:(测量体温:捏住体温计上端,将水银柱甩至35 ℃以下)李老师我帮您擦干腋窝下的汗液、放体温计的时候有点凉,一会儿就好,屈肘夹紧,需要10 min,不能活动哦。

患者:好的。

责任护士(测量脉搏):李老师,我现在帮您测量脉搏,请您把胳膊伸出来。(示指、中指、无名指的指端放在腕部动脉搏动明显处,按压轻重适宜,测量30 s后的数据乘以2)

责任护士(测量呼吸):(测量脉搏后,继续保持测量脉搏的手势,分散患者的注意力测量呼吸,对于呼吸不规则或婴儿测量1 min,呼吸微弱者有少许棉花置于鼻孔前观察吹到次数)李老师,你的脉搏为80次/min,呼吸为18次/min,在正常范围内,请您不必担心。

责任护士(测量血压):李老师,要测血压了,您就继续这样平躺,这侧胳膊与心脏放在同一水平,您不要说话啊,(放好血压计,开启汞槽开关,驱尽袖带内空气,缠绕袖带于被测肢体位置正确,肘上两横指,松紧以放进一指为宜,戴听诊器将胸件贴于动脉搏动处,关闭气门,充气速度适中,放气速度适中,读取测量结果,测量后排尽袖带内余气,整理袖带放入盒内,将血压计盒盖右倾45°使汞液流回槽内,关闭汞槽开关)李老师,您的血压为120/80 mmHg,正常。

患者:好。

责任护士:李老师,10 min已经到了,我帮您把体温计取出来,您的体温为36.5 ℃,也是正常的。您不必担心。(操作熟练,动作轻柔,注意保暖)

责任护士:您这样躺着舒服吗?

患者:还可以。

责任护士:您还有其他需要吗?

患者:没有了。

责任护士:我将床头呼叫器放在您的枕边,如果有什么要请及时按呼叫器,我也会随时来看您的,谢谢您的配合,祝您早日康复!

患者:好的,谢谢!

责任护士:(协助患者取舒适体位,整理用物,医疗垃圾分类处理,洗手,记录,礼貌告退。随手关门)

三、静脉输液护患沟通示范

案例:患者,杜某,男,52岁。因腹泻脱水而入院治疗,医嘱:林格液500 mL,静脉滴注,每日2次,现遵医嘱给予静脉输液。

责任护士:(携带治疗卡,精神饱满,面带微笑,得体大方地来到病房门前轻叩房门,获得患者和家属允许后进入病房)您好,我是您的责任护士,请问我可以进来吗?

患者:可以。

责任护士:(进病房随手关门,核对床尾卡,蹲姿优美)您好,我是您的责任护士张××,请问您叫什么名字?

患者:我叫杜×。

责任护士:我可以核对一下您的腕带信息吗?

患者:可以。

责任护士:您今天感觉怎么样? 一天拉几次?

患者:还可以,五六次吧。

责任护士:您拉得多,喝得少,有点脱水,现遵医嘱要为您输林格液500 mL,以补充您丢失的水分及电解质,您看好吗?

患者:好的。

责任护士:请问您对什么药物过敏吗?

患者:没有。

责任护士:您上下楼的时候有没有心悸、气短的症状?

患者:没有。

责任护士:那您想在哪个手上输液呢?

患者:右手吧。

责任护士:好的,请问您这侧手臂有做过手术或受过外伤吗?

患者:没有。

责任护士:您的活动一下这侧手臂,按压这里您觉得痛吗?

患者:不痛。

责任护士:那我们就在这进行穿刺好吗?

患者:好的。

责任护士:现在我将输液架放在您的床边,请您上下床的时候小心一点。(按礼仪要求将输液架放于床旁)

患者:好的,我会注意的。

责任护士:输液时间大约3 h,请问您需要去卫生间吗?

患者:不需要。

责任护士:好的,那您先休息,我去做准备,待会儿见。

(评估:患者神志清楚,经讲解理解此次操作的目的、方法、注意事项,愿意配合,患者外周血管充盈,皮肤完整,无手术外伤史。病室环境清洁、安静,符合操作要求,一次性物品及无菌物品均在有效期内,再次核对,洗手,戴口罩)

责任护士:(携用物至床旁,轻叩房门)您好,请问我可以进来吗?

患者:可以。

责任护士:(进病房随手关门,核对床尾卡,蹲姿优美)您好,我是您的责任护士,刚才我们已经见过面了,叔叔再说下您的名字?

患者:我叫杜×。

责任护士:我可以再次核对一下您的腕带信息吗?

患者:可以。

责任护士:用物已备好,现在可以开始吗?

患者:可以。

责任护士:那您躺着输液还是坐着输液呢?

患者:躺着。

责任护士:(将输液器插入液体瓶,一次排气成功)现在为您铺一块治疗巾,请您抬一下胳膊。

患者:好的。

责任护士:请您握拳,我来选一下血管,扎止血带时会有点紧和不舒服,请您忍耐一下好吗?

(半蹲,铺治疗巾,扎止血带)

患者:好的。

责任护士:您这里感觉痛吗?

患者:不痛。

责任护士:那我们就在这穿刺好吗?

患者:好的。

责任护士:现在为您消毒,有点凉,请您忍耐一下。(取棉签蘸消毒液,消毒穿刺部位,直径大于5 cm)

患者:好的。

责任护士:(再次核对患者信息)您好,现在要为您穿刺,有点痛,请您忍耐一下。

患者:好的。

责任护士:来,握拳。好了,松拳。(松止血带,松调节器)已经穿刺成功了,您感觉怎么样?

患者:没什么不舒服。

责任护士:叔叔,液体已经顺利为您输入,滴速是我根据您的病情、年龄及心肺功能调节的,请您和您的家属在输液过程中不要随意调节滴速。在输液过程中输液侧肢体活动幅度不要太大,以免针头滑出血管外,给您造成不必要的损伤和疼痛,我说明白了吗?(站姿,微笑,上身前倾)

患者:明白,我一定会注意的。

责任护士:那您这样躺着舒服吗?(整理床单元)

患者:舒服。

责任护士:那您还有其他需要吗?

患者:没有了。

责任护士:现在我将呼叫器放在您的床旁,您有任何需要都可以随时按压,我也会随时过来看您的。

患者:好的。

责任护士:谢谢您的配合,祝您早日康复!(礼貌退出,出病房随手关门)

课证融通知识点

护理操作中语言和非语言沟通技巧。

练习题

1. 在治疗性沟通的交谈阶段,护士提出问题时应注意的是(　　)
   A. 最好一次把所有的问题都提出　　B. 问题要符合患者的职业、年龄和文化程度
   C. 为准确表达,应多使用专业术语　　D. 为了简洁,尽可能使用医学名词的简称或英文缩写
   E. 只需使用闭合式提问
2. 患者,男,19岁。尿道损伤后出现排尿困难。护士遵医嘱为其置尿管。患者表情紧张地问:“会不会很痛呀?”下列回答较妥当的是(　　)
   A. 放心,一点儿也不痛!　　B. 当然会痛,谁让你受伤了呢!
   C. 不太清楚　　D. 为了治病,痛也得忍着!

E. 会有一些疼痛，我会尽量帮你减轻痛苦

3. 影响患者与责任护士沟通的因素不包括(　　)

A. 患者的感受　　B. 患者的情绪

C. 患者的身体状况　　D. 患者的籍贯

E. 护士的专业能力

4. 下列哪项不是治疗性沟通计划和准备阶段的内容(　　)

A. 全面了解患者的情况　　B. 向患者介绍自己

C. 选择合适的会谈时间　　D. 确定会谈内容

E. 准备好会谈环境

5. 一位60多岁的女性患者在一次车祸后，接受股骨骨折牵引治疗，护士发现患者静静地哭泣。这时护理人员正确安慰患者的语言是(　　)

A. 怎么了？你为什么哭？你痛吗？　　B. 别哭了，告诉我有什么问题

C. 你已经很幸运了，差点没命了　　D. 你很难过是吧，能告诉我怎么了吗？

E. 哭也没用，好好配合治疗，很快就会康复的

6. 患者，女，34岁，因呕吐、腹泻急诊入院进行静脉输液。在操作过程护士与患者沟通不宜采用的用语是(　　)

A. 今天您呕吐、腹泻多次，过会儿来给您输液　　B. 您快点儿去卫生间，回来就要输液了

C. 现在给您输液，请问您叫什么名字？　　D. 等会扎针时，有什么不舒服您可以告诉我

E. 输液的滴速已经调节好了，请您不要自行调节

参考答案

实训项目　护理操作中的护患沟通

【目标】

1. 正确运用沟通技巧顺利完成各项护理技能操作的沟通过程；具有正确处理操作中出现意外或差错的能力。

2. 树立以患者为中心的护理理念，在学习治疗技术的同时塑造良好的职业道德，达到德技双修的目的。

【方法】

角色扮演、小组展示、总结纠正、课后反思，具体方法如下。

1. 课前　教师课前给学生布置实训任务，学生以小组为单位，参考以下案例或自行确定操作案例，小组成员根据各自的优势选择角色，确定各角色的行为任务及角色表现，在课余时间，利用所学知识、图书和网络资源编写剧本、练习、讨论、再练习，直至熟练、满意为止。

2. 课中　每组展示前由组长对沟通案例、方案，角色分配及达到的效果进行介绍，然后进行案例沟通展示。结束后由教师和小组长进行评价打分并对小组成员的表现进行点评，指出优缺点。

所有小组表演完毕，教师进行归纳总结，肯定成绩，纠正不足。

3.课后　要求每位学生针对本次实训过程进行反思，写出实训报告，包括收获、存在的不足及改进措施、感悟等。

【案例】

案例一：患者，王某，女，16 岁，学生。因出汗、心悸、颤抖、面色苍白入院，查体：T 36.5 ℃，P 108 次/min，BP 86/55 mmHg，血糖 2.2 mmol/L，诊断为低血糖。医嘱：50% 葡萄糖注射液 20 mL 静脉注射。

根据这个案例，从操作前患者解释、操作中的配合、患者或家属提出问题的解答，一旦操作失败的沟通及操作后的嘱咐等进行沟通演示。

案例二：患者，吕某，男，68 岁，农民。因长期咳嗽、咳痰、气短 10 年并反复发作多次住院治疗，上述症状加重 2 d 而入院。生活条件差，冬天无取暖措施，每日吸烟两包余。肺功能检查发现患者肺功能重度受损，患慢性支气管炎、肺气肿，诊断为慢性阻塞性肺疾病。医嘱给予氧气吸入。

根据这个案例，请从操作前解释、操作中沟通和操作后嘱咐等方面进行沟通演示，同时对患者说明吸烟的危害，对同家属一起帮助患者戒烟的沟通过程进行展示。

案例三：患者，刘某，女，50 岁，教师。一周前因脚踝骨折入院行手术复位。术后活动减少，患者 5 d 未行大便，能够触及左下腹硬结包块。患者主诉胸闷、腹胀、食欲减退、心情烦躁。遵医嘱为患者行大量不保留灌肠。

根据这个案例，从操作前患者解释、操作中的配合、患者或家属提出问题的解答及操作后的嘱咐等进行沟通演示。

案例四：患者，李某，26 岁，因慢性支气管炎入院治疗。医嘱：青霉素 160 万 U，肌内注射，用药前先做青霉素皮试。

根据这个案例，请从操作前解释、操作中沟通和操作后嘱咐等方面进行沟通演示。

案例五：患者，张某，70 岁，退休干部，因消化性溃疡大出血行手术治疗。术后遵照医嘱禁饮食、持续胃肠减压，每日进行口腔护理 2 次。

根据这个案例，针对口腔护理操作前患者解释、操作中的配合、患者或家属提出问题的解答及操作后的嘱咐等进行沟通演示。

【评价】

包括自我评价、小组互评、教师评价，评分标准如下。

考核指标	考核要点	分值	扣分
语言沟通能力	1. 语言表达自然流畅，与操作情景设置相符，符合礼仪规范 2. 词意表达简洁准确易于理解、逻辑条理清晰，用词准确，信息表达完整、通顺、连贯	10 15	
非语言沟通能力	1. 服饰得体，姿态自然、端庄，目光、表情亲切自然、举止文明，手势、触摸等应用适度、自然、得体、和谐 2. 语速适中、语调轻柔自然、语言表达清晰、有条理 3. 合理、有计划地安排与患者沟通的时间，根据操作项目和内容选择合适的沟通场所，保持合适的沟通距离	15 5 5	
沟通技巧能力	1. 全神贯注倾听，真正理解患者所表达的内容和情感，并通过适当的方式给予及时反馈，不急于打断、评判患者的谈话（倾听能力） 2. 从患者的角度出发，通过言语表达患者的各种情感和根本问题，并给予支持、理解和疏导，提出具体可行的措施（共情能力）	10 10	

考核指标	考核要点	分值	扣分
协调能力	促进患者与医务人员之间、患者与家属之间的信息沟通和情感联系，激发团体互动，创建积极的团体沟通氛围	10	
综合评价	1. 小组成员之间的协调和配合默契，对场景的布置合理，符合沟通情景 2. 沟通过程设计合理，表演环节的安排紧凑，演绎生动，与操作内容一致	10 10	
总分		100	

评分者__________

（付保芹）

第六章　不同疾病患者的护患沟通

知识归纳

学习目标

1. 知识目标　掌握慢性病患者、急性病患者、肿瘤患者和传染性疾病患者的护患沟通技巧；熟悉不同疾病患者的特点。
2. 能力目标　正确应用各种沟通技巧，与慢性病患者、急性病患者、肿瘤患者和传染性疾病患者进行适时、合理的沟通。
3. 素质目标　培养学生对待患者的耐心和同情心，帮助学生养成应对紧急情况时镇定从容的工作作风，培养学生正确的价值观和严谨认真的工作态度。

第一节　慢性病患者的护患沟通

案例导入

某医院内分泌科护士查房时，看到一位接受降糖治疗的患者正在吃家属带来的生日蛋糕，而且家属在一边说："你啥事儿没有，看上去好好的，医生忽悠你的吧？血糖高不痛不痒的，得了又咋啦，该吃吃该喝喝。"护士看到自己辛辛苦苦宣教的患者这么快就沦陷了，非常生气地赶走家属，并对患者愤怒地说："你有这样的家人算是倒了八辈子的霉！"

请思考：

1. 该护士的做法正确吗？为什么？
2. 如果是你该如何与患者进行沟通？

慢性病全称是慢性非传染性疾病，不是特指某种疾病，而是对一类起病隐匿、病程长且病情迁延不愈，缺乏确切的传染性生物病因证据，病因复杂，且有些尚未完全被确诊的疾病的概括性总称。常见慢性病有糖尿病、肺气肿、高血压、心脏病、精神病、神经系统疾病、慢性肝炎等。

慢性病的危害一般是对脑、心、肾等重要脏器的损害，并且会影响患者的劳动能力及生活质量，还需要长期治疗，会对家庭经济造成负担。控制慢性病患者的病情、延缓并发症的发生，是慢性病防控工作的重中之重，也是国家基本公共卫生服务的重点工作内容。慢性病患者一般年龄较大，接受诊治和护理时间较长，因此极易产生烦躁的情绪，他们对医护人员的言谈、举止、表情甚至下意识的动作都非常敏感。在护理慢性病患者时，要求护士除了具有良好的业务能力外，还必须加强服务意识,贯彻"以患者健康为中心"的服务理念,以热情主动的服务、善解人意的用语、细致入微的关照等人文关怀精神来赢得患者的满意。

知识链接

慢性病分级诊疗体系

2009年起,新一轮深化医药卫生体制改革中,政府明确了基层医院为慢性病健康管理提供主体的角色。理想的慢性病诊疗管理模式需要各级医院开展业务协作,由上级医院的专科医生对患者明确诊断,制定标准的药物治疗方案,然后将病情稳定的患者转至基层医院,由基层医生在制定的规范下实施标准治疗,并定期检测,必要时向上转诊,由此形成循环的慢性病分级诊疗体系。

一、慢性病患者的特点

慢性病发病率高,知晓率、治愈率、控制率均较低,并发症发病率高、致残率高、死亡率高,并且是终生性疾病,需要长期护理。其病因、病情复杂,所以慢性病患者具有独特的心理特点。

1. 主观感觉异常　许多患者患病后,注意力转向自身,感觉异常敏锐,甚至对自己的心跳、呼吸、胃肠蠕动的声音都能听到,心中总想着自己的病,而对其他事物很少关心,容易被别人误解为自私或冷漠。

2. 负面情绪反应严重　生病属于负性刺激,势必影响患者的情绪,形成不良的心境,容易看什么都不顺眼,好发脾气,给人以不近人情的感觉。患者病情越重,病程越长,这种负面情绪反应越严重。这种消极情绪,不仅容易被人误解,使人不愿意接近,而且还不利于身体康复。

3. 被动依赖　慢性病患者由于不断受到亲人的关怀与照顾,会变得被动、依赖性增强,本来自己可以做的事情也不愿意动手。情感变得脆弱,总希望亲友多照顾、多探视、多关心自己。

4. 多疑、神经过敏　患者往往会变得神经过敏,疑虑重重,听人低声谈话,就以为是谈自己的病,对医护人员和亲友的好言相劝也常半信半疑,甚至无端怀疑医护人员给自己开错了药、打错了针。这种异常心理不仅会对医患关系起破坏作用,也不利于患者安心养病。

5. 紧张、焦虑　许多慢性病患者需要反复住院治疗,发病时因担心治疗效果而产生紧张、焦虑,特别是看到周围的患者死亡时,会产生恐惧心理。这种心理会削弱患者的主观能动性,使机体免疫力降低。

二、慢性病患者护理工作中的沟通

(一)沟通是良药,实施有技巧

1. 共情　共情即同理心,是指正确了解他人的感受和情绪,进而做到相互理解、关怀和情感上的融洽。临床中同理心的应用可遵循20字口诀:先处理心情,再处理事情;立场要坚定,态度要热情。以患者为中心,思患者之所思,将心比心,设身处地地感受和体谅患者的情绪。

2. 态度　沟通时态度很关键,有温度的语言能融化患者心灵的寒冰。护士应谦虚、友好、诚恳地和患者交流,尊重患者,使用恰当的称呼,切忌有冷漠、轻视、厌烦情绪。亲切的态度能迅速拉近护患关系,快速获得患者的信任和好感。

3. 幽默　幽默有多大,舞台就有多大。幽默是智慧的闪现、欢乐的佐料、心情的贵人。研究证实，笑有助于减轻与压力有关的紧张和不适，增加护士为患者提供情感支持的有效性。慢性病患者长期与病魔对抗，情绪难免低落。护士恰当的幽默可以帮助其释放心理上的压力。

4. 倾听　倾听的耳朵是虔诚的，倾听的心灵是善良的，有了倾听的耳朵和愿意倾听的心，就是在护患沟通的世界搭建了一座心灵之桥。因此在与患者交谈时，不要随意打断患者，要做好一名聆听者，适时点头示意、轻声回应。要学会倾听，从患者繁乱的诉说中观察并发现其真实的需求，对症下药，建立起良好的护患关系，使沟通顺畅且有效，从而增强患者战胜疾病的信心。

5. 回应　谈话时要适时回应，让患者意识到你在集中注意力倾听，他会感受到被尊重、被重视，从而让谈话顺畅地继续下去。如可以用“还有吗？”让患者继续，以便能全面收集患者关于生理、心理、社会、情感、文化等多层次的资料。

（二）恰当使用非语言沟通

非语言沟通能够表达语言无法表达的意思，充分体现护理工作者的风度、气质，有助于提高沟通的效果，增进和谐的护患关系。如护士必要的沉默、轻轻抚摸、适时点头，能够拉近与患者的距离。在沟通过程中，还应注意患者的非语言性行为，如表情、身体姿势等，以便整体、全面地理解患者所要表达的信息。

（三）注重与家属的沟通

慢性病患者病程长，家属既要安慰、支持患者，也要在生活上照料患者，还要与医护进行沟通，办理各种手续，在很长的时间内都要承受精神和体力的双重压力，导致他们有时情绪比较急躁。因此护士要理解患者家属，用尊重、平和的语调与他们沟通，用善意、平等的语言去沟通，站在对方的角度考虑问题，真诚、耐心地帮助家属解决问题。

课程思政

以心为桥，以爱战“疫”

阳光融和医院C栋6楼有15位特殊患者，他们是来自兄弟城市需要做血液透析的慢性肾衰竭患者。经过透析治疗，他们身体的安全得到了保障。然而疫情的特殊性，使他们身边没有亲人的陪伴。在一个陌生环境里，随着时间的推移，大部分患者出现了心理压力，表现为紧张、担心、情绪低落等。护士长在跟他们沟通后了解了他们内心的顾虑。这时护士长思考：如何让他们敞开心扉、心情舒畅呢？

根据多年的护理经验，她带大家做起了广播体操，这样不仅丰富了患者的病房生活，改善了患者的消极情绪，大家都有了久违的笑容；而且促进了护患、患患之间的感情，在一定程度上减轻了患者的负面情绪，对病情恢复有一定的积极作用。同时，护士长和护理团队制作了很多正能量、积极乐观的“温馨提示”纸条。小纸条内容，除了让患者提出需求外，更主要的是通过小纸条为患者鼓励、加油打气，让患者感觉到医护人员对他们的关爱。在护理人员的不懈努力下，来自外地的患者个个精神抖擞，信心十足，积极配合治疗，且和医护人员成了无话不谈的朋友。

关心、爱护患者是护理人员的重要工作内容，也是护士良好职业道德和人文关怀的具体体现。护士工作不仅要协助医生治愈他们身体的疾病，还要用心架起一座通往患者内心深处的桥梁，让健康重新拥抱每个患者的躯体和心灵。

课证融通知识点

1. 慢性病患者的特点。
2. 慢性病患者的护患沟通技巧。

三、慢性病患者护患沟通示范

患者，王某，女，58岁。因糖尿病而入院治疗，医嘱：餐后2 h测血糖。同时责任护士给患者进行健康指导。

责任护士：王阿姨，您好，我来给您测一下餐后2 h的血糖，先让我看一下您的腕带信息。请说一下姓名。

患者：王×。

责任护士：放轻松点，很快就好，您的餐后血糖是15.6 mmol/L。

患者：结果正常吗？

责任护士：阿姨您的餐后血糖有点高啊，我一会儿给医生说一下，给您调整药物。

患者：好的。小张啊，我上午刚住院，关于这个糖尿病我还不太了解，我想问问你，我得这个病难道是因为我平时爱吃糖吗？

责任护士：王阿姨，经常吃糖有可能会导致糖尿病的发生，但不是绝对的。吃糖多是引发糖尿病的诱因，因为经常吃糖会导致身体摄入能量过多引起肥胖，就会引起糖尿病。如果经常吃糖的人没有肥胖，发生糖尿病的机会也不高，跟不爱吃糖的人差不多。

患者：我大概听明白了，那餐后血糖多少算正常啊？

责任护士：普通人餐后2 h血糖小于7.8 mmol/L为正常。7.8～11.1 mmol/L属于糖耐量受损，大于11.1 mmol/L则已经符合糖尿病诊断标准了。建议您餐后血糖控制在10 mmol/L以内，糖尿病带来的危害会大大降低。

患者：那要是控制得不好，长期高于11.1 mmol/L会怎么样？

责任护士：如果长期控制不好可能会引发一些血管病变，如动脉硬化等疾病。但是您别紧张，只要您根据医嘱按时吃药，及时改变生活方式，就能控制好血糖。

患者：我肯定听，中午的药我都按时吃了，但是我听邻居说她的降糖药是饭后吃的，我的这个怎么是跟饭一起吃的？

责任护士：阿姨，降糖药有很多种，每个人的病情不同，用的药也不一样。您吃的是阿卡波糖，应该同第一口饭嚼服，因为阿卡波糖的作用是减慢食物和糖分的吸收，降低餐后血糖。而且和饭一起嚼服，更有助于药物的吸收和利用，增强降糖效果。

患者：原来是这样啊，看来不能光道听途说。那你说的改变生活方式怎么改变啊，我岁数大了，太复杂的我可折腾不起来了。

责任护士：咱们先说饮食，饮食是改善生活方式里最重要的一项。先说适合吃的，五谷杂粮如荞麦面、燕麦片、玉米面等；豆类及豆制品；烹调尽量选择豆油，因为里面含不饱和脂肪酸，能降低血清胆固醇和甘油三酯；蔬菜比如苦瓜、洋葱、香菇等，这些是糖尿病患者最理想的食物。

患者：那有什么不能吃的吗？

责任护士：不宜吃含糖高的食品，像各种糖、蜜饯、水果罐头、汽水、果汁、果酱、冰淇淋、甜饼干、甜面包及糖制糕点等；不宜吃含高胆固醇的食物和动物脂肪，像动物的脑、肝、心、肺、腰，蛋黄，肥肉，黄油，猪、牛、羊油等；不宜饮酒，酒精能使血糖发生波动。

患者：那主食我还能吃不能？

责任护士：能吃，但是要注意搭配。首先，主食要吃但要控制量，具体量营养师会根据您的体重和活动量来计算，适当补充蛋白质如牛奶、蛋白、瘦肉等，一般瘦肉不超过三两，鸡蛋不超过两个，牛奶不超过半斤。青菜不限量，可以多吃。建议每天多喝水，可起到较好的防治效果。吃饭要细嚼慢咽，每餐只吃七八分饱。

患者：这么多细节啊，我口味重，平时吃盐多，吃盐就不用控制了吧？

责任护士：盐也需要控制的，糖尿病患者往往合并有高血压等心血管病，少吃盐是一种十分有效的防治高血压、心力衰竭的有效措施，一般来说糖尿病患者每天摄入食盐的总量不超过6 g。避免吃盐过多，应从两方面下手：一是少用烹调的盐，如炒菜时少放盐。二是少吃含隐形盐的食物，比如咸菜、腊肉等。

患者：记住了，能吃水果吗？

责任护士：可以吃，但这是有条件的。在血糖控制良好的情况下，可以适量吃水果，以补充维生素。但吃法与正常人不同，一般不要饭后立即吃。可以选择饭后2 h食用水果。吃的时候将水果分餐，如一个苹果分2～4次吃完，而不要一口气吃完。分餐次数越多，对血糖影响越小。

患者：好的，还有呢？

责任护士：要吃干不吃稀，吃硬不吃软，尽量吃干的。如馒头、米饭、饼。而不要吃面糊糊、粥、泡饭、面片汤、面条等。越稀的饮食，经过烹饪的时间越长，食物越软越烂，意味着越好消化，升糖越快。吃绿不吃红，如吃同样重量的黄瓜和西红柿，西红柿可以明显升糖。

患者：想不到一顿看似简单的饭，里面有这么多“玄机”呢，我得把它们都记下来。回去还可以跟我的亲戚朋友讲一讲，让他们也注意注意。

责任护士：那真是太好了，那您可就是我们医院的“健康大使”了！我接着说，吃完饭就该运动了，千万不能吃完饭就躺下或坐下，要“迈开腿”，做运动。您可以散步、跳广场舞、打太极拳，每天一次以上，每次半个小时左右，如果每次时间太短，或者没有长期坚持，就起不到应有的效果了。

患者：广场舞这个没问题，我平时就在跳，有时候还领舞呢。

责任护士：阿姨，那您岂不是“广场舞王”！

患者（大笑）：嗨呀，可别取笑我了，还舞王呢。对了，那我什么时候跳合适啊，我们一般都是晚上吃完饭跳。

责任护士：可以把锻炼的时间安排在餐后30 min左右，您晚上吃完饭跳就可以，但要做好自我评估，有头晕、出汗、心悸等低血糖的症状要及时停下休息，平时您口袋里就备上几块糖，有低血糖症状了要赶紧先吃糖，避免因低血糖导致晕倒或者摔伤，造成不必要的伤害。

患者：好的，看来这个低血糖也很可怕的，我以后外出会备上糖块的。那我控制好了是不是就不用吃降糖药了？

责任护士：您这个类型的糖尿病往往是需要终生服药的，若是不连续服药导致血糖波动较大，就可能并发糖尿病肾病、糖尿病足等疾病。

患者（情绪低落）：要一辈子吃降糖药啊，那可太麻烦了，又花钱。

责任护士：王阿姨，这就是我下一步要跟您讲的了，心情对您这个疾病也很重要的，疾病像弹簧，你弱它就强。再说了，您的家人要是看见您不开心，他们也会不开心的。

患者：对对，吃药算啥呀，最起码我这个病吃药就行，就当吃糖豆了，比做手术强多了，不用受疼。

责任护士：阿姨，您可真厉害，您这一句话能劝开好多人呢！对了，王阿姨，我这里有个糖尿病的宣教手册，刚才跟您说的都在这个上面，我给您放手边一份，您平时可以请您的家属给您读读，加深印象。

患者：谢谢你啊小张，你想得真周到，要不然一下子给我讲这么多，我还真记不住。

责任护士：不客气，王阿姨，这都是我们应该做的，另外，我也会每天来看您，每天都会重点给您讲一些需要您注意的事项。您遇到什么问题了，也可以及时跟我说，我会尽力帮助您的。

患者：我一定按你说的去做。

责任护士：好的，说了这么多您也累了，您先好好休息一下，谢谢您的配合。

第二节　急性病患者的护患沟通

案例导入

患者，张某，72岁，退休教师。下楼梯时不小心从楼上滑下来，顿觉右踝部疼痛难忍，伴恶心。随即坐地上，双手捂痛处，由邻居打120送到医院，经检查初步诊断为右踝部骨折，需住院治疗。患者入院后，经X射线检查确诊为右踝部多发性骨折，需要手术治疗。此时患者及家属都认为患者年龄大，希望进行保守治疗。

请思考：

1. 如果你是该患者的责任护士，如何给患者进行解释？
2. 与患者家属如何沟通？

急性病患者发病急，病情较重，多数面临着生命威胁或躯体伤残，处于高度应激心理状态。患者因面临强烈的应激，且缺乏足够的心理准备，往往出现复杂的心理反应。此时，良好的沟通有助于缓解患者的紧张情绪和疾病的治疗。

一、急性病患者的特点

1. 焦虑、恐惧　急性病患者忽然遭受意外、伤害或病情急剧恶化，患者及家属没有足够的思想准备，再加上对疾病缺乏了解，对疾病后果无法预知，对医院环境、抢救设备和各种操作技术陌生，多数患者容易出现严重的焦虑不安、极度紧张、恐惧、喜怒无常、哭闹喊叫、难以控制等，他们渴望得到良好的医疗照顾，挽救自己的生命。

2. 抑郁、悲观　常见于服毒患者，由于对生活失去信心及对疾病的绝望，而产生悲观绝望心理；也有些患者因车祸、工伤等致残或突然失去亲友，受到过度的意外打击而处于不敢或不愿意接受现实的状态，因而产生悲观绝望心理；还有些年轻患者，富于理想，但学习、工作、前途、恋爱、婚姻不如意时，瞬间做出绝望轻生行为。这类患者常表现为表情淡漠、情绪极度低落、沉默寡言、对周围的刺激无反应、不愿别人打扰等。

3. 敏感、多疑、易冲动　由于起病突然，患者高度关注自身的健康问题，对自认可能会影响康复的问题都十分敏感、计较，希望得到家属的陪伴并分担精神上的痛苦，通过观察医护人员的言行来猜测自己病情的严重性，常见于慢性病急性发作的患者。

4. 孤独、沮丧　患者认识到病势已成定局，身体状况、社会功能将会受损无疑；与外界隔离，同室病友之间因病情严重缺少交流；医护人员与其谈心的时间较少；家属探视的时间有限等，均可使患者出现孤独、沮丧心理，有的甚至出现自杀倾向。例如，有的患者因担心生活自理能力丧失、不能重返工作岗位、失去经济来源而忧虑；有的因创伤导致肢体瘫痪、截肢、脏器摘除或头面部毁容等而产生抑郁情绪；有的因监测和治疗的需要连接着多根导联线或留置多根导管，如吸氧管、气管插管、鼻饲管等，而使其强迫静卧，产生被捆绑感和无助感。

课程思政

伟大的坚守

1968年，为了实现"到最艰苦的地方去报效祖国"的决心，生于上海、长于上海的王万青，毕业后毅然决定到甘肃省最艰苦的地方——甘南藏族自治州玛曲县阿万仓乡卫生院工作。在长达40多年的时间里，王万青始终如一地坚守着他最初的信念，做一个有价值的人，为玛曲的医疗卫生事业做出了巨大贡献。他多次放弃了回上海的机会，凭着对玛曲人民、对藏族同胞的深厚感情，毅然选择长期留守在高原。

在王万青多年的救治中，最让当地牧民群众交口称赞的是他实施的一例成功的手术。1984年的一天，一名叫南美的10岁牧童，被牛角顶穿了肚子，外露肠管都已变色。万分焦急的家人将奄奄一息的南美送到了乡卫生院，当时南美的血压都已经测不到了，必须立刻做手术，但乡卫生院根本不具备做手术的条件。但如果转院救治，必须翻一座山、过七道河，孩子性命难保。征得家长和乡里领导的同意后，王万青把两个办公桌拼在一起，当作手术台。一个电灯泡加上几把手电筒，充当了"无影灯"。实施麻醉后，王万青冒着很大的风险，为南美切除了坏死的肠管，接肠后缝合了伤口。10余天后，南美开始进食活动。南美得救了！一时间，牧民们欣喜若狂，纷纷竖起大拇指夸赞这位神奇的"草原曼巴"。王万青说："我要用我剩余的时间继续救死扶伤，更重要的是要让全国、全世界看到藏汉两个民族的团结、融合，看到藏区的发展成就。"

这种救死扶伤、无私奉献、爱国爱民的精神，是每个医护人员应具备的职业精神。

二、急性病患者护理工作中的沟通

（一）注意形象，换位思考

1. 注意外在形象，热情接待　良好的第一印象对护患关系的促进起着事半功倍的作用。在接待急诊入院患者时，要以积极的情绪感染患者，减轻患者对医院的恐惧心理。如向患者介绍环境及规章制度，说明各种抢救设备使用目的及使用中可能发出的响声等，使其熟悉环境，消除紧张、恐惧情绪，积极配合各项治疗。

2. 急患者所急，想患者所想　急性病患者心理压力较大，言语行动通常过于激动。护理人员应理解、体谅，并给予相应的帮助，使其正确地面对疾病，配合治疗，并以善解人意的言语去鼓励他们，增强他们战胜疾病的信心。

（二）重视与患者语言沟通

1. 善于抓住与患者交流的契机　操作前护士与患者进行有效的沟通，可以解除患者思想顾虑和精神负担，取得良好的配合效果。通过主动与患者交流、沟通，缓解患者的焦虑情绪使其积极配合治疗与护理。

2. 与患者交流要有针对性　得体的称谓能缩短护患之间的心理距离，使患者更加信赖地与护士进行心理沟通，增加彼此之间的了解，使患者心情舒畅，以最佳的心理状态接受治疗与护理。与患者沟通时，要针对患者的年龄、性别、职业的不同选择谈话方式和内容，要紧紧围绕患者的病情和治疗谈，要善于控制谈话的局面，将谈话限制在自己需要的信息范围内。

3. 谈话要有知识性　随着生活水平的提高及健康观念的改变，人们对医疗护理的要求也越来越高，要求护士不但要熟练掌握专科理论及护理技术，还必须具备社会学、心理学等有关知识，只有掌握了丰富而广泛的知识，才能对患者提出的各种问题做出有科学依据的回答，取得患者的信任。

（三）沟通中的其他技巧

1. 善于用非语言符号系统　在为患者进行操作时要善用非语言交流方式，护理过程中一个细微的动作能体现出亲人般的关怀。如对气管切开、气管插管应用机械通气及其他语言沟通有困难的患者，要认真观察其面部表情、手势及身体姿态，及时了解和满足患者的心理需要，必要时，可使用护患交流本，通过书写与患者沟通。

2. 多安慰、鼓励患者　当人身处逆境、面对不幸时，非常希望得到别人的安慰和鼓励，对于老年人及感情脆弱的患者要多用安慰性语言；对于儿童要多用鼓励性语言；对成年人则应态度诚恳、亲切友好以体现坦诚，切记居高临下、盛气凌人、盲目自尊。

3. 熟练的操作技巧　护士应熟练掌握各项护理操作技术，动作轻、稳、快、准，给患者以信任和安全感。实际上技能操作也是一种综合性的非语言交流，是维系沟通效果的纽带。

课证融通知识点

1. 急性病患者的特点。
2. 与急性病患者的语言沟通技巧。

三、急性病患者护患沟通示范

患者，李某，36岁，公司职员，因胸痛原因待查而入院，入院后半天突然胸痛发作，急按呼叫器："护士，我胸口突然比之前疼痛得厉害了，还想吐，感觉憋闷得上不来气……我……我……快不行了，救救我……救救我……"

责任护士：（护士立即到达床旁）李先生，我就在您的身边，别害怕，我们正在为您进行各项诊疗，别紧张。马上遵照医生嘱咐，为您注射一针特效解除疼痛的药，很快您的不舒服就会减轻。

（患者微微睁开眼，头轻点了一下）

责任护士：李先生，已为您吸上氧气，正在给您做心电图、抽血、建立第二条静脉输液的通道，通过这台心电监护仪器，我们随时能看到您的脉搏、心率、呼吸和血压。您配合得很好，就这样躺着别动，绝对卧床休息，其他事情交给我们。

患者：我，我……好像好些了……（患者眼角滑落了几滴泪珠）

责任护士：李先生，最危险的时刻已经过去了，心情放松些，这样能减少心肌的耗氧量。

患者：静静地躺着，眉头轻锁。

责任护士：李先生，这会儿感觉怎么样呢？

患者：好多了……护士。

责任护士：那就好，李先生，说明我们的治疗已经起作用了。主任和医生正在为您制定下一步合适的治疗方案。

患者:谢谢护士。

(3 d 后患者病情好转)

患者:护士,那天犯病吓死我了,你说我的病是不是没救了?我的同事跟我一样,也是心肌梗死,1 个月前走了,我都不敢闭眼睡觉了,生怕睡着了,就再也醒不过来了!

责任护士:李先生,我非常理解您此刻的心情,您能对我说出内心的感受,就是对我的信任。听您的爱人说,您是单位的中流砥柱,事业心、责任心都很强,令人尊敬,这次生病住院,单位的事有好多放不下的,对吧?不过,据我对您病情的了解,只要您积极配合我们的治疗,您就能尽快康复,今后依然能够正常工作和生活。

患者:护士,听你这么一说,我心里踏实多了,谢谢!这几天,我媳妇儿把我当"兔子"养,青菜、萝卜、豆腐、白粥,我都馋坏了!特别想吃肉,可以吗?

责任护士:李先生,饮食调节很重要,应以清淡易消化、低脂肪、低胆固醇、低盐为宜,避免辛辣刺激。同时多吃粗纤维的食物,促进肠蠕动,预防便秘,要少量多餐,切忌暴饮暴食。

患者:好的,谢谢!

责任护士:应该的,这是冠心病的健康手册,放您枕边,空闲时多看看,有问题随时可以问,我也会经常来看您的,那您先休息。

患者:行,你先忙。

第三节 肿瘤患者的护患沟通

案例导入

患者,男,63 岁,40 d 前出现进食时有哽噎感,伴有进食时胸骨后隐痛,无恶心、呕吐,门诊以"食管癌?"收入院。入院后查胃镜示:食管癌可能,病理示食管中分化鳞癌,完善各项检查。明确诊断后,医嘱拟于次日晨在全身麻醉下行食管癌根治术。夜间巡视病房,护士发现患者比较紧张,担心手术能否成功和术后恢复情况。

请思考:

1. 如何你是护士,此时应如何沟通?
2. 与此类肿瘤疾病患者沟通时,应该注意什么?

我国恶性肿瘤的发病率、死亡率均列全球首位,全球每新增 100 个癌症患者中,中国人便占 21 个。肿瘤患者常因疾病的预后或治疗效果不好而出现心理问题,而良好有效的沟通可以调整患者的心理状态,使其建立良好信心,促使肿瘤达到控制和稳定。

知识链接

中国癌症统计数据

根据世界卫生组织 2021 年发布的全球癌症数据,我国 2020 年新发癌症总数为 4 568 754 例,因癌症死亡的人数为 3 002 899 例。肺癌是男性最常见的癌症,约占男性新诊断癌症的 24.6%;在女性中,乳腺癌则是最常见的癌症,约占所有新发癌症的 16.72%。肺癌同时也是男女癌症死亡的最常见原因。城乡分析结果显示，城市地区的癌症发病率高于农村地区，华南地区的癌症发病率最高。而死亡率农村略高于城市，华中地区的癌症死亡率最高。癌症发病率和死亡率均随着年龄的增长而增加，并分别在80～84岁和85岁以上的年龄组中达到峰值。60～64岁和50～54岁年龄段的癌症病例最多，而60～64岁和75～79岁年龄段的男性和女性癌症死亡人数最多。总体而言，男性发病率和死亡率高于女性，但20～49岁组女性发病率高于男性。

一、肿瘤患者的特点

1. 恐惧　经过多种检查最终确诊为恶性肿瘤，这一结果会让患者出现多种不良的心理问题，表现最为突出的就是恐惧心理，对疾病预后的恐惧，对疾病治疗带来痛苦的恐惧、对死亡的恐惧等。患者多表现为坐卧不安、不思饮食，严重者甚至有自杀倾向。

2. 怀疑与否认　在确诊初期，患者对检查结果表示怀疑，不相信自己会得这种病，严重怀疑医生的诊断，总感觉医生诊断有误，存在侥幸心理，期望是医生的诊断出错或者是在检查等环节中发生错误。患者常表现为心神不定，总是找医护人员询问具体的检查结果，甚至会偷看病历，想尽办法找出自己没有患病的证据。患者不敢面对现实，否认自己患上肿瘤疾病，以“否认”作为自己的心理防卫方式。

3. 焦虑　肿瘤患者还会存在不同程度类型的焦虑心理，心理负担过重，担心自己患病给家庭带来沉重负担，担心子女今后无人抚养，担心父母没有人照顾等。患者表现为不爱说话、眉头紧锁，每天心事重重。

4. 悲观、失望　很多患者感觉自己的生活没有了希望，尤其当想到不久与自己的事业、家庭、朋友告别时，常常以泪洗面，十分伤心。患者心情特别复杂，精神压力很大。表现为情绪低落、忧愁、自暴自弃、悲观绝望。

5. 退缩、依赖　在疾病治疗过程中患者很容易产生角色强化的心理效应，表现为自理惰性和行为退缩现象。患者总是对医护人员和家人非常依赖，逃避自己的责任，对治疗与康复训练等也没有积极性。

二、肿瘤患者护理工作中的沟通

（一）因人而异，告知病情

是否将病情告知患者，应视情况分阶段较为合适。对外向型患者，在征得家属同意后，可将病情直接告知患者本人，帮助患者更好面对现实，利用求生的欲望调动潜力，提高生命质量；而对内向型、心理抗压能力较弱的患者，则要严格保密，避免患者突然知道自己患癌症之后的巨大心理负担而加重病情；晚期癌症患者大多对自己的病情及预后有所察觉，我们应与家属密切配合，分阶段向患者介绍病情，取得患者对医护人员的信任，积极配合治疗。

（二）恰当使用语言沟通技巧

1. 幽默　研究证实，笑有助于减轻与压力有关的紧张和疼痛，可以增加护士为患者提供情感支持的有效性。肿瘤患者情绪多处于压抑、悲观中，恰当的幽默可以帮助其释放情绪上的紧张感。

2. 倾听　在与患者交谈时，不要随意打断患者，要做好一名聆听者，适时点头示意、轻声回应。尽量让患者把所有的问题都表达出来，可以用“还有吗？”让患者继续，以收集患者生理、心理、社会、情感、文化等多层次的资料。

3. 共情 共情是进入并了解对方的内心世界并将了解的内容传达给对方的一种能力，是在跟患者的沟通过程中表现出来的。患者的人生经历、文化背景等方面与护理人员有不同程度的差异，往往会使双方对问题的看法不一致。护士通过共情，可以更好地与患者沟通。

（三）非语言沟通技巧

非语言沟通能够表达语言无法表达的意思，且能充分体现护理工作者的风度、气质，有助于提高沟通的效果，增进和谐的护患关系。肿瘤患者因为压抑悲观，时常在沟通时哭泣，有时又喋喋不休。护士必要的沉默，轻轻地抚摸，静静地倾听，能够拉近与患者的距离，触摸是一种无声的语言，可以交流关心、体贴、理解、安慰和支持等情感。对于一位语言沟通已经起不了作用的临终患者，触摸能够极大地减少患者的恐惧，有助于他能平静地走完人生之路。

（四）重视与家属的沟通

患者家属既要忍受家人肿瘤及治疗造成的痛苦和悲伤，又要在亲人面前强作欢颜，还要奔波在医院与单位之间，他们的神经高度紧张，可能很小的一点事情会使他们大发雷霆。此时护士要理解他们，真诚、耐心地帮家属解决问题；用理解、平和的语调与他们沟通，站在对方的角度考虑，用真诚、善意、平等的语言去沟通会收到较好的效果。

课程思政

“话疗”——肿瘤治疗不该是装在瓶子里的药

古希腊医学家苏格拉底说过，医生有三件法宝，语言、药物和手术刀。语言被放在了首位。“话疗”就是通过一系列谈话技巧使患者走出迷惑和困扰。肿瘤医生应该抽出时间同患者进行治疗性“聊天”。同心理科医生不同，临床主管医生进行“话疗”的优势就在于能够结合患者的躯体不良反应和心理不良反应，制定有效的临床治疗方案，在减轻患者的躯体不良反应的同时，能有效地减轻患者的心理不良反应。“话疗”时一定要结合患者职业、性格、兴趣、病期和病情等特点，了解患者的关注点和对治疗产生的疑惑，有针对性地进行“话疗”。

“话疗”的内核其实就是关爱。医学是爱的产物，也是温暖的科学。没有爱的医生哪怕有再高的技术，也像星光一样遥远黯淡，无法温暖人心。偶尔去治愈，常常去帮助，总是去安慰。专业技术固然重要，但给予患者关怀和照顾同样重要，医务人员应有一颗关爱患者的心和为患者服务的态度。

课证融通知识点

1. 肿瘤患者的特点。
2. 与肿瘤患者语言沟通技巧。
3. 与肿瘤患者家属的沟通技巧。

三、肿瘤患者典型疾病护患沟通示范

食管癌患者放疗前、中、后的护士沟通服务。

放疗前

患者，李某，男，68岁，食管癌术后准备放疗。责任护士早上巡视病房时，看到患者正坐在床上发呆，表情比较紧张。

责任护士：李叔，您好，您昨晚休息得好吗？

患者：还好，就是感觉进食时胸部不舒服。大夫说明天要开始做放疗，我有点担心，不知道这放疗是怎么做的。

责任护士：李叔，先让我看一下你的腕带信息(边看边说)，您不用紧张，我现在就给您说一下有关放疗的相关知识和注意事项。

患者：好啊，你坐下好好给我说说。

责任护士：李叔，放疗俗称电疗，是利用放射线电离辐射的生物学效应来杀死肿瘤细胞，而正常组织由于对放射线相对不敏感而得以幸免。

患者：哦，那我放疗多长时间呢？

责任护士：每位患者有不同的治疗方案，像您的病，李医生给您制定的治疗计划是，放疗33次，每次放疗的时间是3 min。

患者：那放疗在哪里做？我该注意些什么？

责任护士：放疗在放疗机房进行，机房在门诊住院部综合楼的负一楼。第一次做放疗李医生和护士也会陪着您，您去的时候要将金属物品和贵重物品交由家属保管。因为金属物品可以吸收放射线，如钥匙、腰带等，所以不能带入放疗机房；其他如项链、戒指、手表等贵重物品在做放疗的时候一定要摘下来，以免遗失，所以请您做治疗前直接将这些物品交给家属。

患者：小王，这放疗会不会让我很难受啊？

责任护士：李叔，您别急，放疗是有一些不良反应，比如进食疼痛、吞咽困难、咳嗽等。随着到后期放疗剂量的增加，一些不适感会加重，像气短、胸部疼痛、刺激性干咳等。不过您放心，放疗前后我们都会采取预防措施，尽可能把不良反应降到最低，让您少受痛苦。请您尽量配合我们。

患者：啊，这么复杂，那做放疗时我该怎么配合你们呢？

责任护士：在放疗中我们会随时观察您的反应，这是一瓶漱口液，您需要缓慢含漱，3～4次/d，每次10～20 mL，可减轻您吞咽困难的症状；放射剂量达一定程度时，可能出现食管炎、胸骨后疼痛，由于气管受影响，可以出现刺激性干咳或痰不易咳出。此时需要用糜蛋白酶和和地塞米松做雾化治疗。

患者：好的，我一定好好配合。

护士：治疗期间还要注意口腔卫生，每日早晚及饭后用温盐水或漱口液漱口，防止口腔感染。

患者：好的。

责任护士：治疗期间您需要加强营养，注意饮食搭配、温凉适宜。您应吃些高热量、高蛋白和富含维生素的饮食，多吃一些新鲜蔬菜和水果，避免辛辣、刺激性的食物，避免油炸、过冷、过硬、过热和过咸的食物。食物和水以温凉为宜，细嚼慢咽，不要进食过快，每次进食后少量饮水冲洗食管。您记住了吗？

患者：好的，我记住了。

责任护士：李叔，您还要注意皮肤的保护，要保持照射区的皮肤清洁、干燥，不要用肥皂水擦洗，不要涂安尔碘、酒精等刺激性的药物，不要自行涂抹任何药物。照射区域的皮肤标记线十分重要，一定不要擦去，如发现有褪色要及时告诉医生帮你描画，千万不要自己描画或找人代画。您需要穿宽松、柔软、棉质的内衣。照射区皮肤如发生瘙痒，可用手掌轻轻拍打，千万不可用手抓、挠，以避免皮肤破损，引起感染。

患者：小王，你一下子给我讲这么多，我记不住啊。

责任护士:没关系,李叔,我已经考虑到这点了。一方面我会每天来看您,每天都会重点给您讲一些需要您配合的事项。另外,我这里有一份关于放疗相关知识和注意事项的资料,我把它放在床头的上,您没事可以看看或让陪护家属给您读读。

患者:你想得真周到。我会让我儿子读给我听。

责任护士:李叔,这些都是我应该做的,平时有什么问题和需要,请您及时和我沟通,我会尽量帮助您的。

患者:我一定按你说的去做。

责任护士:不客气,这是我应该做的,说了这么多您也累了,您先好好休息一下,谢谢您的配合。

放疗中

责任护士:李叔您好,您的放疗已经做了13次了,您今天感觉怎么样?

患者:不太想吃东西,吃东西的时候觉得不舒服,嗓子和胸部疼;有时候会有干咳。

责任护士:李叔,这些都是放疗引起的轻微不良反应。我每天发给您的漱口液您按时漱口了吗? 您饮食上注意了吗?

患者:漱口液每天都用五六次,饮食上按照你和医生交代的,吃得很清淡,很软,早餐一般喝牛奶、稀饭;午餐一般吃软面片、泡馍馍、烂菜;晚餐一般是粥。

责任护士:您配合得很好。您进食或喝水的时候有没有呛咳? 疼痛很剧烈还是可以忍受?

患者:只是轻微的疼痛吧,还可以忍耐,不影响我正常吃饭。进食的时候没有呛咳。

责任护士:您很坚强。要加强营养,保证一日三餐,这样才能耐受放疗。从今天开始医生会给您开雾化吸入的医嘱,这样会减轻您咽部的不适感,您咳嗽的时候有痰吗?

患者:咳嗽没有痰,就是有咽部的痒感和刺激感。

责任护士:这是轻微的放疗后不良反应。为了增强食欲,您可以少量多餐,不要吃甜食和油腻的食物。治疗很快就会结束的,相信您能坚持下去。好吗?

患者:好的。谢谢你护士。

放疗后

责任护士:李叔,祝贺您顺利做完治疗,今天化验的血象结果一切正常,您可以出院了。

患者:太好了,谢谢你们对我的照顾。

责任护士:不客气,这是我们的工作。出院后每隔3个月您要来医院复查一次,请您按时来医院看医生好吗?

患者:好的,李医生已经交代过了。

责任护士:出院后您要继续保持口腔卫生,勤漱口,平时注意天气变化,预防感冒,好吗?

患者:好的。

责任护士:您的饮食除了住院期间跟您讲过的以外,您平时不要吃发霉变质、过热、过烫的食物;绝对不能吸烟、饮酒;多吃新鲜的蔬菜水果;吃肉不要太多,可以多吃些鱼虾;咸菜、咸肉和腌制的食物尽量不要吃;做米饭、粥前要把米淘洗干净;炒菜时油不要放太多,您记住了吗?

患者:好的。

责任护士:一旦发现身体有不舒服,请您及时来医院就诊。祝您生活愉快!

第四节　传染病患者的护患沟通

案例导入

患者，男，40 岁，因亚急性重型肝炎入院。患者高中文化，性格内向，平日话语不多。近日，患者自觉乏力加重，睡眠差，皮肤巩膜明显黄染。今日血生化报告总胆红素 408 mmol/L，谷丙转氨酶轻度升高。护士下午巡视病房时，发现患者正躺在床上唉声叹气。

请思考：

1. 如何你是护士，此时应如何沟通？
2. 与这种类型的患者沟通时，应该注意什么？

传染病是由病原体引起的能在人群、动物或人与动物之间相互传播，造成流行的常见病和多发病。患者一经确诊为传染病，常表现出忧心忡忡、烦躁不安的情绪，不能接受系统的治疗和护理。护士在与传染病患者沟通时，应把握传染病患者的心理特点，有效地运用和实施沟通技巧，才能达到理想的沟通效果，与患者建立相互信任的护患关系。

一、传染病患者的特点

1. 自卑　由于疾病的传染性对周围人群有一定的威胁，患者怕被歧视，怕被别人疏远和冷落。再加社会上存在一些对传染病患者就业、从业的障碍和误解，如某些岗位招聘明确拒绝某些疾病患者，因此传染病患者往往容易产生自卑心理。

2. 抑郁　患者往往认为自己会给家人及周围人造成威胁，增加家庭经济负担，认为自己是家庭和社会的累赘。很多患者选择把自己封闭起来，不愿意再接受家人和朋友的关怀，心理问题无法得到有效疏导，从而产生抑郁心理。

3. 恐惧　出于对疾病认识的不足，对治疗环境适应不良，对预后效果悲观等原因，患者容易因患病产生恐惧心理。同时，他们也害怕因患病而使自己原有的岗位和职位受到影响。

4. 孤单　为保证治疗效果，避免疾病扩散，传染病房设置了严密的防护隔离措施，很多疾病限制甚至拒绝家属探视，患者进入医院后会产生被孤立的错觉，长时间脱离正常人群会让患者产生孤单的心理。

5. 悲观　很多传染病病程长，预后差，尤其是某些慢性传染病，病情容易反复。同时患者还要担心自己的家庭、工作、学习、经济、前途等是否受到影响。这种生理和心理的双重负担使患者容易产生悲观心理。

课程思政

医者大爱系祖国、"鼠疫斗士"世无双

伍连德，马来西亚华侨，公共卫生学家，医学博士。1910 年末，东北"肺鼠疫"大流行，伍连德受任全权总医官，深入疫区领导防治。他立即制定防治措施，包括隔离疑似人群、救治患者等。通过这些措施，有效地控制了鼠疫疫情。伍连德依靠着自己一人之力和几千名医疗知识几乎为零的军警，完成了这个堪称医学史上最伟大的奇迹。由此一役，伍连德成了当时公认的亚洲鼠疫防控第一人。

虽然身为华侨，但伍连德心系祖国，在他身上凝结着深深的爱国情结；他献身医学事业，体现了崇高的人道主义精神；他勇于创新，创造了一系列医学成就；他在灾难面前奋不顾身，充分体现了忘我的献身精神。

二、传染病患者护理工作中的沟通

（一）树立正确的观念

在护理传染病患者时，护士或多或少存在一些恐惧心理，害怕被传染。在沟通时会有一些无意识的躲避行为，从而影响了与患者的沟通。因此，首先应加强对护士的职业意识和职业道德的培养，帮助护士树立正确的观念，以整体护理理念看待患者的心理社会需求，理解、尊重、关爱患者。同时，应进一步加强对护士专业知识的培训，完善消毒隔离制度，必要时进行特异性免疫预防，科学有效地进行职业防护。

（二）选择适合的沟通环境

由于疾病的特殊性，很多传染病患者存在自卑心理，不愿与他人交流，尤其是不愿意当众谈论与疾病有关的话题。因此在和这些患者交流时，应特别注意环境的选择。在有其他人在场的情况下，如人来人往的办公室、住满患者的病房等，不要谈论沟通对象敏感的话题。可以根据患者病情，在做好消毒隔离的前提下，选择单独的房间，或人少的时间段进行沟通。

（三）善用语言沟通技巧

1. 谈话内容积极正面　针对传染病患者的心理特点，在沟通时护士应多选择积极正面的谈话内容。如恰当表达同情，及时称赞患者，多传达家人和朋友的殷切期望等，帮助患者建立战胜疾病的信心。也要注意谨慎用词，如穿刺时不宜自言自语“血管真难找、都没有下针之处”，或者“好可怜，扎得千疮百孔”等。在患者面前与其他护士交谈时，更忌窃窃私语，避免引起患者多疑。

2. 注意语音语调　在与患者沟通时应保持表情镇静，语气缓和，让患者能听懂。针对情绪低落甚至有负面情绪的患者，更要注意态度温和，语音语调亲切自然。

3. 善于倾听　很多护士完成护理技术操作后，就匆忙离开病房，从不主动或怕与患者交谈，也很少去倾听患者的自我感受，从而使护患之间缺乏沟通，使护患关系也蒙上一层隔板。护士应认真倾听患者的说话，并通过细心观察患者的表情、动作等非语言行为，真正理解患者所表达的内容，体会患者的真实感受。

（四）重视非语言沟通

1. 恰当的距离　治疗过程中，在采取必要防护措施如穿隔离衣、防护服，戴口罩、帽子的前提下，护士尽量选择亲密距离与患者交流，在有效保护自己的同时，能够缓解患者的自卑和孤单感。

2. 适宜的触摸　很多患者由于疾病原因，对他人的身体接触十分敏感，甚至会主动躲避身体接触。护士在护理操作中适宜的触摸，能够让患者产生不被嫌弃的感觉，能够拉近护患间的心理距离，是无声的安慰和重要的心理支持。

典型案例

善用图画,打通交流障碍

2020年2月18日,山西白求恩医院康复科护师罗丽娅随山西省支援湖北第十一批医疗队抵达武汉后,一直在武汉市肺科医院隔离病区工作。67岁患者帅某曾患脑梗死,留下了偏瘫失语后遗症,生活不能自理,但意识比较清楚。其胃口比较好,平时吃水果、喝牛奶、小便次数相对较多,但因失语导致交流困难,每次他摁了呼叫器之后,很容易会因为护理人员难以准确理解其要求而发脾气。

罗丽娅具有一定的绘画功底,她找来一些包装盒,裁剪成面积相同的卡片,再从网上查找到一些简单图案,很快就模仿着完成了4张卡片。每一张卡片,除了画有非常形象的图案,旁边还写上大字。卡片的内容是针对帅某量身制作的:牛奶、喝水、大便、小便。这些卡片就固定放在了帅某床头,无论哪个护理人员当班,只要听见呼叫提示音,就可以从床头拿起卡片一张一张给老人看。老人的右侧身体可以活动,看到他想表达意思对应的卡片,他会用右手指一下卡片表示肯定,交流起来就容易多了。

课证融通知识点

1. 传染病患者的特点。
2. 传染病患者护患沟通的技巧。

三、传染病患者典型疾病护患沟通示范

患者,张某,男,48岁,入院诊断:乙型肝炎。护士下午14点巡视病房时,患者刚刚结束午休,正准备起床活动。

护士:张先生,您今天感觉怎么样? 胃口好吗?

患者:今天感觉不错,胃口比前两天好多了。中午家里给我烧了一只小甲鱼,我一口气就把它吃光了。晚上我老婆准备再给我做些好吃的来。

护士:是吗? 您太太真贤惠。

患者:是的,我这次生病可苦了她了,除了上班还要跑医院。小吴护士,我这病还需住院多长时间? 这样我老婆要累垮的。

护士:张先生,您别心急。您住院还不到1个星期,医生正在用最好的方案给您治疗。不过有一点我要跟您重申一下,目前您的疾病处于发展阶段,饮食要清淡,不宜太油腻。增加营养固然是好的,但是目前不要吃太多高蛋白食物,像甲鱼、鳗鱼、鸡蛋等暂时不要吃,等您的病慢慢恢复了,肝功能指标正常了,再适当补充蛋白质好吗?

患者:噢! 我忘了您跟我说过的,那我暂时先不吃。

护士:这一点非常重要,张先生,您务必要牢记。这两天您没有解大便,可以吃一些粗纤维的食物和水果,譬如芹菜、茭白等。适当多喝点水。还有,每天可在脐周顺时针方向按摩3次,每次5~10 min,这样可以促进排便。我也会请医生开一些促进排便的药物给您。

患者:谢谢你,小吴护士,今天晚上我让老婆做些蔬菜带过来。

患者(突然情绪低落地说到):我得了肝炎后,朋友们都逐渐和我疏远了,来看我的朋友没有几个,估计是他们怕被传染上肝炎吧。

护士:您和您的家人应该积极主动地告诉所有的亲戚和朋友们,虽然肝炎会传染,但是只要在日常生活中注意避免血液、体液的接触,正常的握手和吃饭都不会被传染上的。

患者:我会告诉他们的。希望他们不要嫌弃我。

(晚上,护士巡视病房时,患者很热情地跟接班护士打招呼)

患者:小林护士,你今天值晚班,真是挺辛苦的,我向你致敬。护士崇高而伟大,在万家灯火的夜晚,你们守护在患者身边,鼓励我们,给我们指导。等我出院后,我要写诗来歌颂你们。

(交接班时,护士小吴曾向小林交代了患者的情况,包括生化报告、饮食、排便情况。小林觉得患者今天很健谈,跟以往有所不同)

护士:张先生,谢谢您能理解我们的护理工作,真让我高兴。现在您能配合我做一些检查吗?

患者:非常愿意。

护士:您两臂平伸,肘关节固定不动,手掌向背侧伸展,手指分开。

(小林边说边演示,患者按护士的指导伸出手臂,护士发现患者的手向外侧偏斜,掌指关节、腕关节有不规则的扑击样抖动)

护士:好的,您做得不错,接下来,我们来做几道算术题好吗?

患者:你把我当成小朋友啦(笑着说),那好吧。

护士:3+7 等于多少?

患者:等于 10。

护士:13+18 等于多少?

患者(想了一会儿):等于 20。

护士:6+7 等于多少?

患者:等于 10。

护士:好的,张先生,您答得不错,现在您先休息。等一下我会来给您抽血,做一些化验。

患者:谢谢你,小林。

练习题

1. 面对焦躁患者及家属,护士沟通时不可以出现以下哪种沟通态度(　　)
   A. 沉着冷静,积极面对　B. 耐心细心,迁就患方　C. 尊重患方,取得信任
   D. 谨慎解释,科学引导　E. 平心静气,态度温和
2. 患者对医生说:“大夫,我头痛。”医生回答说:“吃片去痛药片吧。”患者拿了去痛药就走了。上述对话被认为缺乏医患之间的沟通,原因是(　　)
   A. 采用了“封闭式”谈话方式　B. 医生对患者谈话不够认真　C. 医生不重视患者的信息反馈
   D. 医生没有处理好谈话中的沉默　E. 以上都不是
3. 一位护士被患者评价为为人正直、乐于助人,对工作认真负责、待人诚恳,这样的评价说明他有一个(　　)
   A. 积极稳定的情绪　B. 善解人意　C. 良好的性格
   D. 尊重患者　E. 气质很好
4. 患者经急救无效、死亡,告知家属患者死亡消息时需注意的问题中不包括(　　)

A. 抢救过程中,随时跟家属沟通患者情况
B. 抢救工作节奏紧张,为保证时间有效性,需直接告知死亡消息
C. 在以人为本的前提条件下,一步步告知坏消息
D. 在合理范围内,尊重患方继续抢救意愿
E. 先告诉患者死亡消息,找合适时间再给家属说明

5. 患者,女,69 岁,癌症晚期,晨起空腹采血检查。护士第一次静脉穿刺失败,患者问:是看我要死了就拿我练手了是吗? 此时护士恰当的做法是(　　)
A. 向患者道歉并争取谅解
B. 暂时离开患者,请其他护士前来处理
C. 向患者解释穿刺失败是患者自身原因造成的
D. 请患者给第二次机会,并保证这次穿刺一定成功
E. 不做解释,先执行其他患者的治疗

6. 患者,女,58 岁。直肠癌晚期进行化疗,需定期测血常规。护士再次采血时患者拒绝,并说“我太瘦了,血都快没了,不采了!”此时护士最适宜的回答是(　　)
A.“您怎么这么不听话啊? 采血不是为了您好吗?”
B.“那您找你主治医生去吧! 他若同意不化验就行。”
C.“不采就算了,反正您的血管也不好扎。”
D.“采血是为了监测您的病情,必须得采。”
E.“采血是为了更好地为您治疗,请您配合好吗?”

7. 以下不属于传染患者特点的是(　　)
A. 抑郁　　B. 悲观　　C. 孤单
D. 否认　　E. 恐惧

参考答案

实训项目　不同疾病患者的护患沟通

【目标】

1. 学生能够根据患者病情和个性特点,熟练运用护患沟通技巧,顺利完成与急性病、肿瘤、传染病患者的沟通。

2. 培养学生对患者的爱心、同情心,树立以人为本的护理理念,帮助学生塑造专业、得体、良好的护士形象。

【方法】

运用小组讨论、角色扮演法完成案例实训,教师分析纠正,并要求学生做好课后反思。

1. 课前　教师课前给学生布置实训任务,学生以小组为单位分组讨论,参考以下案例或自行确定相关疾病案例。小组成员根据个人特点选择角色,确定各角色的行为目标及角色特征,在课余时

间利用所学知识、图书和网络资源编写剧本、练习、讨论、再练习，直至熟练、满意为止。

2. 课中　每组展示前由组长对沟通案例、方案，角色分配及达到的效果进行介绍，然后进行案例沟通展示。结束后由教师和小组长进行评价打分，并对小组成员的表现进行点评，指出优缺点。所有小组表演完毕，教师进行归纳总结，肯定成绩，纠正表演不足。

3. 课后　要求每位学生针对本次实训过程进行反思，写出实训报告，包括收获、存在的不足及改进措施、情感体验等。

【案例】

案例一：王某，男，60 岁，中专学历。患糖尿病 30 余年，因为糖尿病并发症，左脚已被截肢。此次入院因为右脚出现伤口，经过治疗仍未愈合，医生诊断之后建议要截掉脚趾，患者表达强烈意愿要救救看。住院期间，医生为他设计了专门的糖尿病饮食，但是这位患者不愿意吃，明明知道自己有糖尿病，还有肾病，却还是选择高糖、高盐的食物吃，妻子也不管他的状况，他要吃什么就给他带什么。这样的饮食下，患者的病情加剧了，伤口不但无法愈合，反而进一步加重。今天中午，护士小李巡视病房时，发现患者正在吃饭。护士走过去发现患者正在吃红烧肉。

请结合该案例，从糖尿病饮食健康教育、糖尿病足预防及护理、糖尿病其他并发症预防等方面与患者及家属进行沟通。请分角色扮演护士、患者和家属，模拟沟通过程。

案例二：刘某，女，40 岁，乳腺癌全身转移。患者患病后，她的丈夫基本上没有来过。由于没有其他家人，70 多岁的老母亲一直在病房照顾女儿。经过积极治疗，患者病情仍然持续恶化。护士已经跟患者母亲反复交代过了，患者随时会离开人世。今晚是护士小张值班，她巡视病房时看到，患者已经陷入深昏迷，床旁心电监护仪显示生命体征暂时平稳。患者的老母亲一个人坐在患者床旁，看着女儿默默流泪，身旁是已经准备好的将要给患者更换的新衣服。小张轻轻走过去，查看患者情况后，劝慰老母亲。

请结合该案例，从临终患者生理护理、临终患者家属心理护理、患者家属死亡教育等方面与家属进行沟通。请分角色扮演护士和患者家属，模拟沟通过程，并注意在共同过程中非语言沟通方式的运用。

案例三：张某，男，34 岁。患者患乙型肝炎已经有 10 余年，近些年来反复在不同医院治疗，目前乙型肝炎病情控制较好。患者此次入院已经一周，经过治疗，病情稳定。但是患者经常长吁短叹，情绪低落，向同病房室友和责任护士诉苦，认为疾病使他生活困苦。今天责任护士李护士查房时，患者向李护士说今天收到了一封奇怪的信，信中说某地有神医专治乙型肝炎，他想出院去试试。

请结合该案例，从乙型肝炎治疗过程、生活护理、心理护理、健康教育等方面与患者进行沟通，有效劝说患者接受医院正规治疗，不要放弃战胜疾病的信心。请分角色扮演以模拟沟通过程。

案例四：周某，男，65 岁，因冠心病入院治疗。住院期间，患者病情平稳，精神好。因为医院离家较近，患者在没有告知夜班护士和医生的情况下擅自离开病房回家住宿。患者回家当晚 11 点左右突发心肌梗死，家属呼叫救护车送入医院抢救。幸运的是，患者经抢救挽回了生命，但是住院费用因此增加了 1 万多元。家属认为患者回家是因为护士未履行依法照看和指导的责任，拒绝付住院费。现在患者病情稳定，即将出院。护士长来到病房，就住院费用和患者及家属进行沟通。

请分角色扮演护士、患者和家属，模拟该案例情景。情景一，患者擅自回家；情景二，患者突发心肌梗死抢救后，患者家属拒绝付费；情景三，护士长劝说患者及家属按要求付费。

案例五：在某外科病房内，女性患者 A 和女性患者 B 同住在一间二人病室内，两人病情相似，年龄相仿，同为 45 岁左右。患者 A 来自农村，文化水平比较低，性格粗放，为人不拘小节。患者 B 来自城市，职业为教师，性格比较敏感。两个人因为生活习惯不同经常发生矛盾。某天下午，责任护士小王查房的时候，看到该病室内有好几个家属来探望患者 A，她们在病房内大声聊天说笑。患者 B 侧身躺在病床上，正在生闷气。小王劝告患者 A 和家属，让她们小声一些，探视家属尽快离开病房，随后小王离开了。10 min 后，该病室内传来争吵的声音。小王赶紧来到病室，发现两名患者发生了争吵。

请根据案例描述，分角色扮演护士、两名患者、家属，模拟案例情景。情景一，护士劝告家属离开；情景二，护士劝阻争吵，并解决两名患者的矛盾。注意在沟通中语言和非语言沟通技巧的运用。

【评价】

包括自我评价、同学互评、教师评价，评分标准如下。

考核指标	考核要点	分值	扣分
语言沟通能力	1. 沟通符合病情特点，遵守礼仪规范；词意清晰准确、逻辑性强 2. 恰当使用语言沟通技巧，表达完整、通顺	10 15	
非语言沟通能力	1. 仪容服饰礼仪得体，体态礼仪端庄恰当 2. 目光表情得当、适时 3. 合理、有计划安排与患者沟通的场景，根据不同的沟通层次和内容选择适当的沟通距离	15 5 5	
沟通技巧能力	1. 全神贯注倾听，注意自己的语言和非语言行为，能够理解患者所表达的内容和情感，并通过适当的方式给予及时反馈，不急于打断、评判患者的谈话（倾听能力） 2. 从患者的角度出发，通过言语表达出对患者的各种情感和根本问题的理解和尊重，并给予支持、理解和疏导，提出具体可行的措施（共情能力）	10 10	
协调能力	促进患者与医务人员之间、患者与家属之间的信息沟通和情感联系，激发群体互动，创建和谐的群体氛围	10	
综合评价	1. 小组成员之间配合默契，对场景的布置合理，团队合作意识强 2. 沟通过程设计合理，表演环节安排紧凑，演绎生动、形象	10 10	
总分		100	

评分者__________

（丁敬艳　申洪娇）

第七章 特殊病例的护患沟通

知识归纳

学习目标

1. 知识目标　掌握与老年、视听觉障碍、抑郁症、护患冲突患者及家属，临终患者及家属的沟通技巧；熟悉护患冲突的原因及预防措施；了解老年、视听觉障碍、抑郁症、护患冲突患者及家属，临终患者及家属的特点。
2. 能力目标　正确应用各种沟通技巧，对老年、视听觉障碍、抑郁症、护患冲突患者及家属，临终患者及家属进行适时、合理的沟通。
3. 素质目标　恰当的沟通能融洽护患关系，提高护理质量；在良好工作环境中，感悟护士职业中的尊重、理解和奉献；树立正确的职业价值观，培养良好的职业素养和敬业精神。

第一节　老年患者的护患沟通

案例导入

患者，刘某，男，70 岁，农民，小学文化。因反复头昏、头痛半年加重 5 d，以“高血压”收入院。入院后测 BP 168/110 mmHg，P 103 次/min，R 22 次/min，医嘱：低盐低脂饮食，降压治疗，进一步完善各项检查。

请思考：

1. 入院后应如何给该老年人进行饮食治疗沟通？
2. 对老年患者进行健康教育与一般人有哪些不同？

随着社会的发展和人民生活水平的不断提高及医疗卫生服务的日益完善，人们的平均寿命逐渐延长，老龄人口比例逐年递增，这就要求护士必须了解老年患者的生理、心理特点，掌握相应的沟通技巧，在临床护理工作中为其提供更有针对性的服务。

知识链接

人口老龄化的趋势

人口老龄化是指人口生育率降低和人均寿命延长导致的总人口中因年轻人口数量减少、年长人口数量增加而导致的老年人口比例相应增长的动态。中国发展基金会发布的《中国发展报告2020：中国人口老龄化的发展趋势和政策》报告认为，中国人口老龄化程度正持续加深，老龄化趋势不可逆转，从2035年到2050年是中国人口老龄化的高峰阶段，根据预测，到2050年中国65岁及以上的老年人口将达3.8亿，占总人口比例近30%；60岁及以上的老年人口将接近5亿，占总人口比例超1/3。人口老龄化既是挑战也是机遇，从现在到21世纪中叶，既是中国人口老龄化高速发展的时期，又是新中国建设社会主义现代化强国的关键时期，积极、科学、有效应对人口老龄化至关重要。

一、老年患者的特点

1. 身体功能下降　随着年龄的增长，老年人的智力、学习能力、记忆力都会逐渐减低，身体感觉功能逐渐下降，机体的各器官功能逐渐退化，开始出现听力下降、视力下降、理解能力差、反应慢等老化现象。老年人器官老化程度加重，免疫功能减退，使得老年人疾病发生率高，患病种类多，临床表现不典型且变化迅速。得病后住院率高，住院时间长，病情复杂易变，并发症多、药物不良反应多等特点，给临床诊断、治疗和护理带来很多困难。因此护理老年患者时，更应耐心、细致和周到。

2. 心理行为敏感　老年人患病后，离开了工作多年的单位，离开了和亲人团聚的温馨家庭，住进了陌生的医院，其社会和家庭角色都发生了改变。社会活动减少，社会地位变化，自尊受到压抑，心理活动受到影响，易出现性格和行为的变化，表现出不安全感、无用感、失落感等自卑消极心理。

3. 情绪不稳定　老年人情感不稳定，易伤感，易激怒，过后又感到懊悔。有的老年人因生病住院产生孤独和依赖；也有老年人表现为睡眠障碍、抑郁和焦虑。

二、老年患者护理工作中的沟通

1. 充分尊重，关心体贴　老年患者的自尊心很强，护士要像对待自己的长辈一样对待他们。首先要做到的就是在言行中体现对老年人的尊重，以满足患者对尊重的需求。言谈举止要文明礼貌、和谐亲切，处处关心体贴他们，使老年患者感觉到舒适、安全，受到亲人般的关怀和温暖。

课程思政

尊老爱幼

“老吾老，以及人之老；幼吾幼，以及人之幼。”出自《孟子·梁惠王上》一文，指的是在赡养孝敬自己的长辈时不应忘记其他与自己没有亲缘关系的老人，在抚养教育自己的孩子时不应忘记其他与自己没有血缘关系的孩子。

尊老爱幼是我国优良的传统美德，是每个公民应具备的社会公德，是中国特色社会主义精神文明建设的重要内容，也是护士职业道德的基本要求；继承和弘扬尊老爱幼的优良传统，在护理工作要形成尊老、敬老、爱老、助老等崇德向善、德行天下的浓厚氛围。

2. 适当劝导，耐心安慰　对老年人一些错误观念、不良习惯如不良饮食习惯，不注意个人卫生等，我们要反复加以引导，不能使用命令性语言。对一些行为过激的患者，要耐心安慰，细心体谅，千万不能无动于衷，置之不理，甚至反感训斥，这样会加重患者的心理压力。

3. 细心观察，及时反馈　由于组织器官衰老，功能退化，老年人感觉变得迟钝，常常掩盖病情，导致一些疾病的症状、体征不典型，再加上病情复杂多变，这就要求护士必须细致地观察患者的病情，不能放过任何疑点和微小变化，及时汇报病情，为优化医疗护理服务打好基础。

4. 积极沟通，热情服务　老年患者器官功能衰退，行动不便，身体受多种疾病的折磨，有的唠唠叨叨，有的担心不能治愈。护士在沟通时要细致周到，态度和蔼，注意多使用敬语和谦语，使用通俗易懂的语言，反复强调重点。对老年患者提出的疑问及要求要耐心倾听，有问必答，满足其合理的要求。护理时采取老年人乐意接受的方式进行沟通，切忌态度蛮横、爱搭不理。

课证融通知识点

1. 老年患者的特点。
2. 与老年患者沟通的技巧。

三、老年患者护患沟通示范

案例一：患者，李奶奶，92 岁，与老伴非常恩爱，现由于高血压住院治疗。两天前其老伴生病住进另一家医院，李奶奶非常心疼和着急，想去医院照顾与陪伴。

护士：李奶奶，看您脸色不太好，是不舒服吗？

李奶奶：我老伴住院了，在××医院，我着急死了，想去照顾他，护士你让我请假出去吧！

护士：李奶奶，您的心情我非常理解，我也知道您很想去照顾爷爷，但是按照医院的规定，咱们在住院期间是不能出去的。您可以让您儿子和女儿去照顾。您不要太着急，这不利于您血压的控制。

李奶奶：我担心老伴儿呀，我想自己去看看，心里踏实点，担心孩子们不给我说实话。

护士：奶奶，您可以通过手机视频跟爷爷说说话，了解下爷爷的病情和治疗情况。如果孩子们没给您说实话，也是不想让您担心，希望您专心治疗，早日康复。平时打电话或视频互相了解一下各自的情况，互相安慰和支持，这样好吗？我也会提醒孩子们经常给您打电话。

李奶奶：唉，我怕孩子们照顾不好老伴儿呀。

护士：奶奶，您年纪大了，照顾好自己，咱不给孩子们增加负担。现在您的血压还不稳定，再去医院照顾爷爷我也不放心呀，如果我私自批准您外出，万一您一着急高血压又严重了，我会愧疚一辈子的啊，这是我对您的不负责任。

李奶奶：听你这么一说，心情好多了，想想去了也没用，不去了，给你添麻烦了。

护士：奶奶这是应该的，以后有事一定告诉我啊。

李奶奶：好，谢谢啊！

案例二：患者，李大爷，76 岁，高中文化。长期以来反复出现了咳嗽、咳痰，以晨起明显，近 1 周因受凉出现咳嗽、咳痰、活动时气短,痰液呈黄色黏痰,以慢性支气管炎急性发作而入呼吸内科住院治疗。患者既往有吸烟史50年,吸烟从每日1包到现在的每日半包。医嘱:抗感染、祛痰、吸氧,并嘱患者戒烟。今晨,大爷偷偷在楼梯间吸烟,查房被责任护士发现满身烟味。

责任护士:李大爷,您刚才去哪里了?

患者:哪也没去啊,就在外面走了走。

责任护士:怎么一身烟味呢?

患者:(不好意思地低下头,低声说)就吸了这一次,(抬头)护士我都吸了50年了,一天不吸烟就难受。现在已经很克制了,可有时候就是忍不住。

责任护士:确实,您吸了那么久,突然不让吸烟了是挺难受的。您有戒烟意识,控制自己不吸烟,已经非常棒了,给您点赞。但是从您的病情、健康考虑,彻底戒烟还是必要的。

患者:护士,我知道你是为我好,这个吸烟对我的病有这么大的影响吗?

责任护士:吸烟有害健康,这句话听说过吧。香烟中的焦油、尼古丁、氢氰酸等有害物质,会刺激呼吸道分泌大量黏液,黏液过多易滋养细菌,导致炎症,诱发和加重慢性支气管炎。常言道:吸烟一时爽,影响范围广,日后医院忙。

患者:听你这么一说,我还是戒了吧。

责任护士:李大爷,我看您从心里想戒烟,从今天开始我做您的戒烟小警察,监督您戒烟。如果您想吸烟了对我说,我带您做做呼吸操,锻炼锻炼分散一下注意力,一起为您戒烟努力好吗?您可不能嫌我烦啊!

患者:中啊,你这个护士真好。你以后管我,我绝对不会烦你,如果我要再吸烟,你吵我都中。

责任护士:李大爷我们都提前沟通好了,之后的住院期间我会一直提醒您,不让您吸烟。

患者:你工作那么忙,还得监督我戒烟,谢谢你。

责任护士:这是我应该做的,也谢谢您的配合。

患者:好嘞,你先去忙吧,我看你们上班忙得脚不连地的,真的是辛苦了。

责任护士:感谢您理解我们的工作,以后有事就按铃叫我,那我先去忙了!

患者:好。

第二节 抑郁症患者的护患沟通

案例导入

学生王某,女,19岁,以前性格活泼开朗,为人正直,学习成绩一直很优秀,中考时以全校第二的成绩考入当地重点高中。但进入高中后,王某的成绩排名中等,多次努力都没有提升,心里比较急躁。而父母却认为她学习不认真,同学还嘲笑她之前考试都是抄袭上来的,这更加加剧了她的心理落差,觉得自己比较笨,父母老师都在否定自己,渐渐形成了自卑的心理,觉得自己不如别人。后来除上学外,她每天自己待在房间里,不愿意见人,学习成绩更是一落千丈,王某的父母认为孩子在青春期,有这样的表现很正常。老师建议到医院做个检查,最后医院诊断为抑郁症,家长对此不以为然,天天不愁吃穿,怎么就得了抑郁症呢?

请思考:

1. 入院后,如何与该患者进行沟通?
2. 如何正确与王某的父母进行沟通?

抑郁症属于多发的情感障碍疾病，具有复发率高、发病率高、致残率高的特点。近年随着人们生活压力的增加，人际关系紧张，抑郁症发病率也逐年升高。抑郁症患者主要表现为长时间的心情郁闷（感觉悲伤、烦躁、空虚），对活动丧失愉悦感或兴趣。还会出现其他一些症状，可能包括注意力不集中、过度内疚或自我贬低、对未来绝望、有死亡或自杀想法、睡眠紊乱、食欲或体重变化，以及感到特别劳累或缺乏精力。因此，了解抑郁症患者的生理及心理特点，掌握一定的沟通技巧，可以更好地为患者提供护理服务。

知识链接

认识抑郁症

你一定听说过抑郁症，但是，你未必真正了解它。一种相当广泛的认识是：抑郁症是“情绪病”，得了抑郁症的人是“小心眼”“想不开”“爱钻牛角”“意志脆弱”等。

抑郁症是世界第四大疾病，但我国对抑郁症的医疗防治还处在识别率低的局面，地级市以上的医院对其识别率不足20%，只有不到10%的患者接受了相关的药物治疗；同时，抑郁症的发病和自杀事件已开始出现低龄（大学，乃至中小学生群体）化趋势。

抑郁症是一种常见的心境障碍，可由各种原因引起，以显著而持久的心境低落为主要的临床特征。心情低落和现实过得不开心，情绪长时间低落消沉，从一开始的闷闷不乐到最后的悲痛欲绝，自卑、痛苦、悲观、厌世，感觉活着每一天都是在绝望地折磨自己，消极、逃避，最后甚至更有自杀倾向和行为；患者患有躯体化症状，如胸闷、气短，每天只想躺在床上，什么都不想动；有明显的焦虑感，更严重者会出现幻听、被害妄想症、多重人格等精神分裂症状。抑郁症每次发作，持续至少2周以上，1年，甚至数年，大多数病例有复发的倾向。

一、抑郁症患者的特点

1. 心境低落　在临床上，抑郁症患者较显著的表现就是情感低落、抑郁悲观。病情较轻的患者表现为闷闷不乐、兴趣减退等；病情严重的患者表现为痛不欲生、悲观绝望；多数患者经常表现为早晨严重晚上减轻的规律性变化。患者对自己的评价很低，经常会有无用感和无助感。

2 思维迟缓　抑郁症患者的思维能力较差，大脑思维速度较慢，表现为反应迟钝等。患者觉得自己的大脑生锈了，无法灵活思考。临床上，患者表现为言语少、语速慢、声音低等，严重者无法与人沟通。

3. 认知功能损害　抑郁症患者有记忆力下降、注意力不集中、反应迟缓、学习困难、思维灵活性下降等认知功能障碍。认知功能损害会严重影响患者的社会功能和工作效率。

二、抑郁症患者护理工作中的沟通

1. 主动接触，积极引导　抑郁症患者通常认为周围人不能真正理解他们的处境和痛苦，这时就需要护士主动接触患者，认真聆听患者的内心想法，沟通过程中不应轻易打断并予以评判，注意个人用词与沟通的语气，可通过肢体语言加以鼓励，如点头、目光交流等，确保护患形成共鸣。引导患者说出内心感觉焦虑的事情，了解患者的内心想法，结合患者及其家属所提问题，仔细倾听患者想法并耐心进行解答，不断增强其治疗信心。

2. 支持鼓励,提高自信　帮助患者重新认识生命价值,让患者对未来产生信心,发现自身的亮点和潜能。对于抑郁症患者而言,他们常常无法感觉到生活的乐趣,无法意识到自身的潜能、价值和聪明才智,经过疾病长时间折磨,自我成就感无法得到实现,自信心严重不足。因此,护理人员可让患者回顾既往学习、工作或人生方面的辉煌历程,重新找回以前那个充满活力和自信的自己,通过回顾和鼓励,重新唤起患者对生活的勇气和未来生活的向往,逐渐增强其自信心。

3. 多方关心,耐心辅导　通过温暖、亲切、和蔼的语气和态度,与抑郁症患者进行交流沟通;通过抚摸、握手等非语言的接触表达对患者的关心和支持。耐心解答患者提出的问题,并及时给予心理辅导,关心、尊重、理解患者,取得其信任与合作,拉近护患之间的距离,使患者对护理人员有家人的感觉。鼓励患者充分地利用自己的社会支持系统,有倾诉和陪伴的对象,如身边的朋友、亲属、家人;同时,还要寻求专业帮助,如心理咨询师、心理援助部门和精神科医生的帮助。

课程思政

让抑郁症患者暖心的十句话

1. 有什么我可以帮忙的吗?
2. 你能想想什么事情让你变得抑郁吗?
3. 别害怕,我会一直在你的身边。
4. 你昨天睡得怎么样?有没有做什么有趣的梦?
5. 这不是你的错。
6. 我懂你的不容易。
7. 你已经做得很好了!
8. 不会一直这么糟糕的。
9. 我今天看你比平时开心了,是不是好一点了?
10. 保持沉默!

在网络上针对抑郁症患者发起的问卷调查中,这十句话的投票率是最高的。请尊重抑郁症患者的人格,与其平等相处,并勇于伸出援助之手,给予其真诚的关心和呵护,让他们自愿跳出樊篱,打开心锁,一诉衷肠,感受到人间的美丽和真爱,找回生活的勇气。

同学们身为一名医疗工作者,要学以致用,把知识转化为职业能力,重视护理工作中的每一个细节,能及时、准确地识别抑郁症症状,教会人们早期识别抑郁症状,培养职业能力、促进专业成长、利用专业服务社会,增强职业自豪感、成就感与价值感。

课证融通知识点

1. 抑郁症患者的特点。
2. 抑郁症患者工作中的沟通技巧。

三、抑郁症患者护患沟通示范

案例：患者，张某，女，高三学生，初中时成绩名列前茅，曾担任班干部。由于一次发挥失误没考好，成绩一次次下滑。自述近1个月来，饮食差，入睡困难且早醒，胸闷，感觉呼吸困难，心悸，心里堵得难受，感觉生活没有意义，乏力，提不起兴趣，与同学相处不好，经常哭泣；脸色凝重，目光无神。个人史：该女生被养父母捡回抚养，养父母对她如亲生，疼爱之至，并寄予厚望。家里经济差，为了她将来读大学攒钱，母亲外出打工，根据病史资料，医生诊断为中度抑郁症。

张某住院之后一直闷闷不乐，经常一个人独自哭泣，今天护士查房刚好碰到张某坐在床边默默流泪。

护士：漂亮的小姑娘哭成小花猫啦！有什么烦心事可以跟我讲讲吗？（护士走过去，轻轻握住患者的手，目光温和地看着张某）

张某：我没事。

护士：有什么我能帮忙的吗？我陪着你好不好？

张某：谢谢你，我也不想这样给你们带来麻烦，可是我不知道我怎么了。

护士：怎么会是麻烦呢，我要是能帮到你，我不知道多开心呢。我理解你的痛苦和难受，此刻的痛苦虽然不在我身上，但我深深地感受到了，也想为你分担痛苦，哪怕一点点，你也会轻松一些。

张某：（停止哭泣）我得了抑郁症，是不是好不了了？

护士：请你相信，只要你积极配合治疗，努力自救，会慢慢得到缓解和康复的！此时此刻和未来一段时间里，请你正视这种症状，我们不去对抗和排斥，允许它出现，与它一起生活，我们该干什么就干什么好吗？该笑就笑，该哭就哭！

张某：我家里本来也不富裕，住院的话要花很多钱吧，这样妈妈更辛苦了。

护士：费用的事你不要担心，现在国家政策好了，可以减免一大部分住院费用，爸爸妈妈很爱你，那天妈妈说她最幸运的事就是遇到了你，成为你的妈妈。妈妈知道你是生病了，你不要有太大心理压力，你是最棒的，暂时的困难是打不倒我们的，你一定可以再次起航，找回到原来那个活跃而又健康的自己。

张某：中度抑郁严重吗？我真的还能像以前一样？

护士：可以的，我们好好吃药，配合治疗一定可以的。

张某：可是我不想吃药，副作用太大了。

护士：（温柔而有力地看着患者眼睛）如果一种药的副作用大于它本身的治疗作用，那么这种药就不会被研制出来！

张某：好，那我愿意试一试。你会不会觉得我很没用？

护士：你已经做得很好了，这么久以来，你一个人孤军奋战，真的辛苦了。别怕，以后我们一起战斗！

张某：（沉默了片刻，大颗泪珠从眼中滑落）谢谢你，我感觉好多了。

第三节　感知觉障碍患者的护患沟通

案例导入

患者,小清,男,14 岁,因中耳炎未能及时治疗导致双耳严重失聪。2 d 前,遭遇车祸导致外伤接入我院急诊,医生诊断为“右侧胫骨骨折”,随后转入骨科接受后续治疗,李护士为小清的责任护士。

请思考:

1. 与听力障碍患者进行沟通可以使用哪些沟通技巧?
2. 小清手术后需要进行康复锻炼,假如你是李护士,你会怎样与小清进行沟通?

感觉指生物体通过感觉系统对客观事物的个别属性,如光、色、声、温、形、重量等的感受过程。知觉则是对事物的各种属性做进一步加工并借助以往经验形成一种整体印象的过程。如红旗在风中飘扬,我们在获得这一知觉时,就综合了红旗的形状、颜色、大小、硬软等感觉属性。视觉、听觉、味觉、嗅觉、触觉、平衡觉、运动觉等是不同类型的感觉,分别反映事物的个别属性。知觉是人们对事物的综合感受,比感觉要复杂一些。

一、感知觉障碍患者的特点

感知过程的异常改变称为感知障碍。感知障碍多见于神经精神疾病;感觉障碍以神经系统疾病更为多见,知觉障碍则多见于精神疾病,知觉障碍与感觉障碍也可同时发生(尤其是神经病时)。有些知觉障碍(如幻觉)对患者的情绪和行为有很大影响,可能引起患者拒食、出走、自杀或伤人。因此,患者有知觉障碍时,应及时送神经科或精神科检查。感知综合障碍往往对事物的本质能认知,但对其个别属性产生歪曲的认识。由于听觉和视觉障碍患者在沟通方面具有特殊性,本节主要阐述听觉和视觉障碍患者的特点和沟通技巧。

(一)听觉障碍患者的特点

1. 社会交往困难　因受听力影响,从外界接受的知识有限,学习能力和知识水平相对落后于同龄人。这样就更难交到同龄的朋友,也会因听力障碍而受到周围人的歧视。因此,自我评价较低,自信心不足,无法与人沟通,害怕与人交往,害怕周围人用异样的眼光看他,总体社会适应能力差,存在社会交往困难的现象。

2. 情绪异常　情绪表现为缄默、孤僻、自卑。由于听力语言障碍的影响,患者对外界事物的认识和了解有着明显的缺陷,不能理解他人交谈的语言信息。依靠自己的视觉去感知他人的情绪,常常用眼睛来观察他人的态度,因此常常表现得异常安静,让人感觉不太正常。当他人碰触时会异常敏感警惕,害怕受到伤害。与他人的沟通变少,自尊心受到挫伤,情绪低落。但他们有丰富的想象力,敏锐的观察力,当不被环境和周围人接纳时会产生冷漠、退缩、自卑等情绪。

(二)视觉障碍患者的特点

1. 缺乏安全感　视觉功能正常的人,在黑暗的环境中也会感到不安和害怕,我们可以想到视障人士心理是多么的恐惧,时时刻刻感觉自己生活在一个不安全的世界,这种对环境的不安全感也会迁移到人际交往中来,敏感多疑,不会轻易相信别人。

2. 焦躁、缺乏耐心　这是部分视障人士,尤其是在儿童阶段表现出来的一个特点。由于看不见，独立活动能力差，面对复杂的外部世界，视障患者心里会有无助的感觉，渴望他人帮助自己完成某些事情。同时，也因为看不见，他们的头脑中难以形成做事的条例和秩序，在处理事情上会产生焦躁情绪。

大部分视觉障碍患者可能有孤独感、自卑感、敏感，依赖性、自尊心强，情绪反应强且不稳定等情绪特点。但是，有些视觉障碍患者情感体验比较深沉而含蓄，即使内在情感很丰富，也很少爆发式对外表达，他们喜欢对问题进行深入的思考和探索。

二、感知觉障碍患者的护患沟通技巧

护理有听力或视力等感知觉障碍的患者时，应学会与此类患者沟通的技巧。首先不要加重这类患者的自卑感，可运用亲切的言语，适当的关怀，创造良好的气氛，然后采用针对性、有效的方法努力达到沟通的目的。如对听力障碍的患者，应该应用非语言的沟通技巧如面部、手势或应用书面语言、图片等与患者沟通。对视力障碍的患者，多用语言沟通形式进行沟通，同时也可用触摸的方式让患者感受到护士的关心。

（一）听觉障碍患者护患沟通技巧

1. 语言交流　对于听觉未完全丧失的患者，可大声、缓慢地用简单、通俗易懂的词语与患者交流。

2. 照片（实物）法　利用一些实物照片与患者进行简单的思想交流，满足患者的生理需要。利用身边的常用物品，如水杯、碗、便器、病床等，反复教会患者使用；如水杯表示要喝水、便器表示要上卫生间等。

3. 手势法　用特定的手语，来表达需求，如上伸大拇指是要大便、伸小指是要小便、伸示指表示有痰，手掌上、下翻动是翻身，握空心拳（形如水杯）是口渴、握实心拳（形如重锤）是疼痛，握笔式表示想写字等与患者交流。

4. 专业性皮肤接触　当患者心情不佳时，可以触摸患者的手、肩等部位，发热时用手触摸额头，体现了护士对患者的关心、爱护，减轻患者的心理压力，同时经常、适当的触摸对患者的康复非常有益。对不能起床患者，通过按摩、擦身、翻身等，对疏导患者不良情绪，进一步沟通打下良好的基础。

5. 面部表情　如舌头舔唇表示口渴，口唇微开似吹口哨状表示小便，皱眉表示头痛，闭眼表示睡觉等。

（二）视觉障碍患者的护患沟通技巧

护士可以用适当的语言鼓励患者及时表达自己的情绪，还可应用语言鼓励、倾听等表示对患者的理解、支持，多陪伴患者。

1. 提供良好的沟通环境　与视觉障碍患者沟通时尽可能选择在安静的环境下进行，确保患者的注意力集中。及时告诉患者周围环境（人和物）所发生的改变，沟通过程中如果出现其他声音，要耐心为患者解释声音的来源。

2. 耐心解释，减少患者疑虑　与患者沟通前，要告知患者自己的姓名、身份，让患者有信任感和安全感。当要离开的时候，要事先告知患者。

3. 避免或减少非语言沟通的运用　与视障人士在一起时，护理人员不要窃窃私语或者进行手势交流，容易引起他们的猜测，使患者感觉不适。

4. 为患者提供个性化的沟通手段　如对于生活能力差、依赖性强的患者，态度应和蔼可亲，语言温和，加强生活护理，根据病情鼓励患者适量活动，提高生活自理能力；对于主观感觉异常、猜疑心重的患者，解答其疑问时需态度诚恳，措辞恰当，不能吞吞吐吐，更不能当着患者的面把家属叫出去，以免加重其疑心，产生抵触情绪。

因此,尊重和理解应贯穿护理工作过程的始终。需多接近患者,耐心与其亲切交谈,了解其思想顾虑,及时发现心理障碍,主动为其排忧解难,同时动员家庭成员、亲友及社会力量多探望患者,给予其精神安慰。

课程思政

手语门诊服务 温暖无声世界

“我写字很慢,沟通困难,以前每次看病都非常麻烦,所以特别感谢手语门诊的贴心服务。”近日,听障患者马某来到南昌某医院,在手语翻译杨某的帮助下,向该院消化内科张主任表达自己康复后的感激之情。去年2月,该院开通江西省首个手语门诊,至今已服务500余人次,探索出听障患者无障碍就医的公益服务新模式。该院手语门诊坚持以公益服务为主,通过发起公募项目聘用专业手语翻译、招募志愿者,为听障患者开通全程陪诊绿色就诊通道。疫情防控期间,该院还设立专门的微信服务群,安排医护人员、志愿者、心理咨询师和医务社工,为听障患者提供线上答疑、咨询等服务。

该院手语门诊的开展,积极响应了国家“我为群众办实事”的号召,深入群众、深入基层、深入人心。手语门诊实现了与特殊群体患者的无障碍沟通,赢得了听障患者的一致好评,沟通虽然是无声的,但是他们“看到”了爱的声音。

这世界上本没有音乐,我们每一个人都是一个音符,用自己的声音喊出一个字眼,融在一起,成就一首美妙的歌曲。作为未来的白衣天使,我们更要关注听障患者,积极参与社会公益事业,在奉献爱心的同时,通过自己的力量号召社会关注弱势群体、关爱生命,弘扬中华民族传统美德,发扬社会正能量,提升自我价值。

课证融通知识点

1. 听、视觉患者的特点。
2. 听、视觉患者的沟通技巧。

三、视觉障碍患者护患沟通示范

案例一:这是一位患有风湿性关节炎的老人,刚来医院住院时,作为责任护士的小冯,按照惯例,向爷爷进行入院宣教。可说了半天,冯护士发现,老人没有任何反应。这时,陪着老人一起来的老伴儿说他患有神经性耳聋,冯护士恍然大悟。

护士:大娘,大爷他识字吗?我们可以写字交流吗?

患者家属:可以的,他没退休前是一名小学教师。

冯护士赶忙从护士站找来了纸和笔,于是他们开始进行文字交流。

患者:我听不见。

护士:好的,您不用担心,下面我给您进行简单的入院宣教。我把内容写纸上您来看,有什么不懂的或有疑问的,您告诉我,好吗?

患者点点头表示同意。

入院宣教结束后，冯护士设计了与患者沟通交流的表格并打印出来，患者可以通过打对勾的方式来表达自己的需求，当然也可以通过纸笔进行沟通。患者在住院期间的打针、输液、检查等都是通过与护士的文字沟通完成的。

案例二：陈爷爷是一位退休的老干部，失聪多年，到医院就诊，诊断为尿道膀胱肿瘤。手术前一天，手术室的巡回护士王护士跟家属了解到陈爷爷可以认字，便在术前准备了纸和笔。

第二天，在手术间内：

“我是你的责任护士。”

“不要紧张。”

“要枕头吗？”

“您一会要侧着躺，可以吗？”

“手上打个针，有点疼。”

“腿，不要动。”

“您哪里不舒服？”

“是想咳嗽吗？”

一句句安慰和交流的话，简单明确，大大的字，交到了陈爷爷手里。陈爷爷用手接过纸片，突然点了下头，竖起右手的大拇指，老人家看懂了。接下来的沟通更加顺畅。从留置针的穿刺到超声引导下的麻醉穿刺，借助纸和笔的交流，老人家都非常配合地完成了。在医生、护士和麻醉师的共同努力下，这场手术顺利完成。

第四节　护患冲突时的护患沟通

案例导入

某医学院的护理本科毕业生小刘，在校期间学习刻苦，各门课程成绩优秀，英语达四级水平，计算机取得二级证书。毕业后到了一所县级医院工作，她认为自身条件比医院其他临床护士都好，工作中总是心比天高，认为这种小事不做，那种事不是我想做的。一次，她上早班，将口服药核对好后去发药，却拿了2床患者的药杯，心不在焉地发给了3床患者。5 min后，3床患者家属到护士站询问护士长：“3床昨天没有吃药，今天怎么要吃药？”而2床患者也到护士站询问：“今天怎么没有口服药了？”第二天，3床患者病情加重，患者与家属认定与药物有关，遂向医院进行投诉，要求赔偿。

请思考：

1. 引起这起冲突的原因是什么？
2. 如何平息这起护患冲突？

护患冲突是指在护患交往的过程中，由于各种原因导致护患关系紧张，使患者产生不满、抱怨等情绪，甚至表现出冲动或过激言行的现象。随着生活水平的提高、医疗制度改革的不断深入，人们对健康需求和自我保护意识逐渐增强，患者在就医、治疗过程中，对医护人员的职业道德、技术水平及服务质量提出更高的要求。由于受习惯性的工作流程制约及个别护士的服务意识相对滞后，往往导致护患冲突发生。妥善处理冲突及纠纷，无论对维护患者利益，还是维持医护工作者的工作环境，以及医院的发展都有着至关重要的作用。

一、护患冲突中患者的特点

1. 担心害怕　在护理工作中，由于语言不当，操作失败，增加了患者的心理负担，但身体上没有造成伤害，此时患者及家属会出现紧张、担心，害怕影响治疗效果。

2. 情绪激动　患者在就医或住院期间，如患者的需求被忽视，感觉得不到护士的尊重和同情，此时患者情绪易激动，尤其是脾气不好的患者，易出现愤怒、失控，进而与护理人员发生语言冲突或肢体冲突。

3. 极端行为　在住院治疗护理过程中，治疗结果没有达到期望的效果，或出现并发症以及不可预料的医疗意外时，患者家属不能理解，不愿接受不理想的治疗效果，他们通过辱骂、威胁、敌对的言行等攻击性行为，来发泄对医护人员的不满，如打骂、伤害医护人员，甚至出现围攻医院等违法行为，严重影响科室和医院正常工作的顺利进行。

二、护患冲突常见原因

（一）患者因素

1. 患者对治疗、护理的期望高　随着人们法律意识、维护权利的意识、对健康关注程度不断提高，对护理人员的技术水平、服务质量、护理管理和治疗效果的期望高，护士被誉为“白衣天使”，也体现了社会公众对护理工作者的角色期望和美好愿望。但由于人体存在的客观差异，即使医护人员尽职尽责，对相同疾病的患者采取同样的措施，也可能出现不同的治疗结果。有时患者觉得花了很多钱，却没有达到期望的治疗效果，甚至病情发生恶化或其他意外，就会产生较强的不满情绪，从而迁怒于护理人员发生护患冲突。

2. 病情影响患者及家属的情绪　一些慢性疾病的治疗需要很长的时间，一方面，患者与家属会承受巨大的经济和精神两方面的压力；另一方面，疾病的痛苦，陌生孤独的环境，同室患者的呻吟导致患者及家属出现烦躁不安、焦虑的心理，还有部分家属对医务人员服务的过分挑剔。一旦稍有不顺，患者及家属就将压力转嫁给护理工作者，而发生护患冲突。

3. 对医院治疗认识的理解差异　患者及家属将就医、护理治疗行为简单理解为商品买卖行为，把护患关系看成是一种服务与被服务关系，我给了钱你就必须服务好、治疗好，一旦发生不愉快的就医经历或出现不满意的治疗结果时，容易发生护患冲突，如某些疾病诊断不清、住院时间过长、切口愈合不佳等，患者和家属往往已存在不满情绪，当护士言语不当或操作失败时就很容易成为出气筒，成为发泄的对象。

4. 法律知识的缺乏　在现在的医疗诊治过程中，患者及家属的维权意识增加，但法律意识淡漠、医学知识匮乏。当患者的治疗效果没有达到预期结果或病情恶化或猝死时，多采用争执、打骂、围攻医护人员或医院等行为，扰乱医院的正常工作秩序。

（二）护理人员的因素

1. 未认真履行规章制度　护理人员如没有认真执行查对制度，容易出现打错针、发错药、挂错液体等情况；未认真执行交接班制度，会造成抢救药品的缺失、用过未及时补充或药品过期，抢救仪器的检修不到位等。一旦遇到抢救患者则可能会造成抢救措施不能及时落实，使患者失去最佳的抢救时间，严重者会直接导致患者的死亡，这些都是产生护患冲突的重要因素。

2. 缺乏良好的职业道德　由于受社会各种因素的影响，护患矛盾逐渐增多和升级。个别护理人员认为护士社会地位不高、待遇不好、还常常受气，从而在工作中表现为责任心不强、护理不积极、不主动，态度生硬、冷漠、缺乏同情心，机械地处理和执行医嘱，观察病情不细心、病情记录简单，以敷衍的方式完成自己的分内工作等。这样工作中容易出现护理失误，导致护患冲突的发生。

3. 语言沟通不畅或说话随意　患者到医院后，希望得到医护人员的关注。护士由于工作繁忙或自身相关理论知识及沟通技巧缺乏，对于患者或家属提出的问题无暇顾及，或回答简单生硬，或无法做出正确的解答时，当患者的询问未得到及时回答或回答不满意时，会对护士提出质疑，产生不信任感，从而导致护患关系紧张。有的护士讲话随意，不分场合，不计后果，正如俗话所说："说者无心，听者有意。"护士不经意的一句话会引发护患冲突。如一位肾衰竭患者吸氧治疗时，一名护士巡视病房时看了看氧气表说："哎呀，氧气什么时候没了？"家属听后立即以"治疗不及时、不连续"向医院投诉；再如护士在给一个病情危重的患者吸痰时，因吸痰器负压小，就说"这破玩意儿，早该淘汰了"。患者家属以抢救措施不到位为由，诉讼医院延误抢救。

4. 专业技术水平较低　部分刚从学校毕业的护士，工作经验不丰富，技能操作不熟练。如静脉穿刺一次不成功，重复穿刺或注射增加了患者的痛苦，容易引起护患冲突；各种插管动作不熟练，仪器使用生疏，会给患者带来痛苦，易诱发患者的不满情绪，产生过激言行；还有护士在抢救危重患者和处理应急事件时手忙脚乱，给患者家属造成恐慌感，一旦抢救不成功或患者病情恶化，很容易导致冲突甚至医疗纠纷发生。

5. 护理人员的数量不足　目前，多数医院护理人员存在严重的配备不足，很多非技术性的工作分配给护理人员来操作，增加了护理人员的工作量，导致护理人员没有时间与患者进行有效的沟通，忽视了患者及家属的需求，从而引起患者及家属的不满。

（三）其他因素

目前，很多人存在重医轻护的心理，对医生的话言听计从，即使有不满也不敢发泄，甚至把对医生不满转嫁给护理人员。随着医疗技术的不断更新，医疗费用不断增长，患者的经济承受能力有限，当护士催款时，患者对某些收费不理解反复质问时，若护理人员解释不清或不耐心，则易发生护患冲突。另外当医院现有条件不能满足患者的需求时，如住院条件、服务设施、仪器设备等，也容易造成患者的误会而产生不满。

三、护患冲突的预防

护患冲突无论是何种原因引起或是何种类型，最终采取什么方式予以解决，都将会给护患双方带来不良影响，影响护士正常的治疗工作，增加患者痛苦和不良后果。因此，在护理工作中必须重视护患冲突的预防，减少或避免护理冲突的发生。

（一）加强职业道德教育

加强护士的职业素质培养，树立全心全意为患者服务的理念，确立"以患者为中心，以健康为目标"的整体护理观。对新入职的护理人员，医院应进行严格的岗前培训，帮助其保持良好、健康的心态和刻苦钻研专业技术的热情。护理工作中要理解、尊重患者，自觉维护患者的基本利益，尽一切可能满足患者的合理要求，形成一个有利于患者早日康复的安全、和谐、整洁的护理环境，使患者在接受治疗和护理过程中保持良好的心态，为患者提供安全、舒适、满意的服务，真正成为患者及家属心目中的"白衣天使"。

（二）建立良好护患关系

1. 端正服务态度，体现人文关怀　全国政协委员、中日友好医院院长许树强："中国 60% 以上的医护纠纷是医务工作者的服务态度引起的。其中重要原因是医院缺少人文关怀制度的建设和政策导向，缺少由人文关怀理念转化为实际行动的环境。因此，加强医疗人文关怀需要在制度建设层面给予保障。这将促进现代医学技术与社会人文精神紧密结合,对实现患者身心的全面康复,改善医疗服务,促进医、护、患和谐具有重要作用。”因此医护人员要有良好的服务态度,重视对患者的热情接待,认真倾听患者的诉说,对患者的语言和非语言信息要及时做出反应,任何时候都不应冷落患者,处处以患者的利益为出发点。当人患病时,心里比较烦躁、焦虑,这时护士要以“我心换你心”的护理服务理念,真正从患者的角度和利益出发,急患者所急,想患者所想,把患者当作自己亲人,用恰当的语言和非语言方式与患者进行沟通交流,这不仅能够赢得患者的理解,更能取得患者的信任,同心协力完成护理工作。

2. 尊重患者权利　护士应认真学习有关的卫生法律法规,遵纪守法。提供护理服务时,要从法律的角度审视自己的言行,及时告知患者与之有关的诊断、检查、治疗等信息。如患者入院时告知患者住院期间每日发放治疗清单,每一项检查时应先告知并说明其目的和必要性,如有疑问时应及时耐心地解释,直到患者或家属清楚为止。

3. 及早发现隐患,适时进行干预　在护理工作中,护理人员要及时发现和处理潜在的护患冲突,当患者提出疑问或发生过激的语言时,护士应心平气和,耐心解释,体谅安慰患者,缓解紧张的气氛。对于患者的不满或批评,应以虚心接纳的心态认真倾听,不要急于辩解,应学会控制和调节自己的情绪。如证实确属自己的不足,应主动道歉,取得患者的理解和原谅,从而避免冲突的发生。

知识链接

语言是沟通的桥梁

语言是人类最重要的交际工具。——列宁

医生有三大法宝:第一是语言,第二是药物,第三是手术刀。——希波克拉底

良言一句三冬暖,恶语伤人六月寒。——俗语

在当今医疗护理环境复杂的情况下,医护人员的语言沟通是非常重要的。正确有效的语言沟通能融洽护患关系,增强互信互利,提高工作效果,减少冲突发生。

(三)加强法律知识学习

法律是人们行为规范的准则,医院应做好法律宣传工作,提高护患双方的法制观念,明确双方的权利与义务,严格把好职业准入制度关,做到护理人员 100% 持证上岗。护理工作中尊重患者及亲属的知情权、隐私权等各项合法权益,加强与患者的沟通和交流。护理人员也应明确相关法律法规知识,如《护士管理办法》《医疗事故处理条例》等与医护人员关系密切的法律,提高护理人员的法律意识,懂得如何用法律武器保护自己。

(四)提高专业技术水平

具有扎实的理论知识,熟练的操作技能,是护士为患者提供优质服务,防止护患冲突发生的基本保证。也是取得患者及家属信任,建立和维持良好护患关系的重要基础。同时,护士应熟练掌握专业理论知识,对患者提出的问题给予正确的回答及指导,增加患者对护士的信任感。

(五)灵活采取机动排班制

医院应加大护理人员的配置、减少护理人员的非技术性工作量,合理安排现有的工作人员,充分发挥不同年龄、不同水平的护理人员的作用,使护理人员有充足的时间与患者进行有效的沟通和心理疏导。

（六）转变社会公众对医学的认识

目前媒体对医疗单位过多的关注，以及对医疗纠纷的报道都对卫生行业的决策者、医院的管理者、医务人员起到了警示作用。但也有部分媒体工作者因对医学知识的缺乏而对医疗纠纷进行片面报道，出现了激化医患、护患矛盾的现象。习近平总书记在两会中曾表示，医闹以及袭医事件反映强烈，是社会矛盾之一，需强化法制，需依法打击。无论任何矛盾都不能成为医闹的理由。良好护患关系的建立需要护患双方共同的信任和努力，医者仁心，患者信心。医学不是万能的，医生也不是神仙，要理性地对待医疗技术的局限性。因此，医院管理者应充分意识到改善社会公众对医疗行业认识的重要性，一方面净化内环境，加强内部管理，提高医务工作者的服务意识和专业技术水平，让患者和公众满意；另一方面优化外环境，向社会公民做好医院工作性质和疾病健康教育的宣传，普及医学常识，提高公众对医院、疾病治疗知识的知晓度，从而获得社会公众对医护人员工作的理解和支持。

因此，营造和谐的护患关系，需要社会各界的支持，需要医护、患者的共同努力。在护理过程中多一分宽容、多一分理解、多一分真善，护患关系会更加融洽，从而减少护患冲突或纠纷的发生。

四、发生护患冲突时的护患沟通技巧

1. 控制情绪，用心倾听患者　当发生护患冲突时，患者情绪往往比较激动甚至是愤怒。此时护士应保持镇静，设法让患者控制情绪，等双方心平气和之后再以合情合理的方式解决问题。对待医疗纠纷事件，护士应主动与患者沟通，认真倾听他们的诉说，在倾听过程中，尽量不要打断患者的谈话，即使面对言辞过激的投诉语言，也不要急于解释或澄清。只有了解事件发生过程和冲突发生的原因，才能做出正确处理。

2. 积极处理，用爱心感动患者　处理护患冲突时，要时刻记得把患者身心健康放在第一位，一切以保障患者利益不受侵犯为原则，以解决患者提出的问题为出发点，即使冲突是因患者自身问题引起的，护士也应该从患者的角度出发理解患者。关爱患者是化解矛盾的一剂良药，只有将自己真诚的态度呈现在患者面前，用爱心去感动患者，才能抚平患者心中的不满情绪，使患者逐渐从负性心态中摆脱出来，重新去认识和分析事件发生的真正原因，从而达到宽容与谅解的目的。

3. 换位思考，用移情理解患者　移情是护患之间获得理解的共同前提，是解决护患冲突的核心所在。移情，可以使护士站在患者的立场上充分理解患者的感受，感受患者面对的困难，了解患者的需求；移情，可以促使患者更多的自我暴露，说出心中真实的想法，消除护患之间的误会。

4. 诚恳道歉，用真诚赢得患者　护士应该运用自己的专业知识，将护理差错导致的不良后果降低到最低限度。对于因自身原因造成的护理差错，护士应虚心接受，诚恳道歉，以取得患者的谅解，并最大限度地采取补救措施。真诚是赢得患者信任的基本条件，当遇到护患冲突或患者投诉时，护士应做到真诚面对，坦然接受。如果患者的投诉属于非护理方面的问题，也应该做好协调与解释工作。只有这样，才能赢得患者的理解和信任。

课程思政

用敬业奉献书写医者仁心

宋静是河南省柘城县人民医院首席护理专家,2015年被国际红十字会授予第45届南丁格尔奖章。她从事护理工作40年,不断钻研业务,是护理技术尖兵;在农村防艾、抗击非典和新冠疫情时,她不顾自身安危,冲锋在前;她主动服务留守儿童、助力脱贫,牵头成立南丁格尔志愿服务队,是医疗战线上一名古道热肠的志愿者。

"燃烧自己,照亮别人。"这是近代护理创始人、南丁格尔倡导的崇高人道主义精神。宋静正是用奉献传承南丁格尔精神——对患者秉持"爱心、耐心、细心、责任心",一心一意做好护理事业。

"南丁格尔精神"是护理工作行动的行标,护理工作者要用饱满的热情、坚韧的性格、勤奋的态度,去迎接挑战!用爱心、细心、精心、耐心、责任心,与患者搭建起一座彼此信任的桥梁,让南丁格尔精神代代相传,发扬光大。

课证融通知识点

1. 发生护患冲突常见的原因。
2. 护理冲突的预防措施。
3. 护理冲突发生时的沟通技巧。

五、护患冲突时护患沟通示范

案例一:一句话引发的纠纷

患者,男,72岁,因"慢性阻塞性肺疾病伴急性加重"入住ICU治疗。在ICU内因不能自行进食留置胃管进行鼻饲,经治疗后病情好转,转入普通病房,转出时仍留置胃管。转入病房几天后病情逐渐稳定,可经口进食并自行下床大小便。转入病房第5天,患者晚上起床上卫生间打喷嚏时感觉鼻子瘙痒,抓挠过程中自行将胃管拔出。

护士到病房给患者测BP 120/68 mmHg、P 98次/min、SpO_2 95%,同时报告给值班医生,并在患者床旁说"患者病情已无须胃管,早就可以拔管了"。患者听后很不理解,既然管子没用了,为何不给拔掉,是不是有啥问题?还是想多收费?随后向护士长投诉,要求给予合理解释。

作为护士遇到此景,应如何与患者进行沟通?正确沟通示范如下。

护士:大爷您不要着急,我马上请示医生。

患者:快点啊,不知道有危险没?

护士:好的,马上去。(护士与值班医生交流后,回到病房)

护士:大爷请放心,根据您目前的身体和进食情况,胃管暂时可以不用,既然胃管出来了,先观察下有没有恶心、呕吐等症状,再决定是否需要插胃管。

患者:既然管子没用了,为什么不早点拔掉胃管呢?

护士:大爷您的病情还不太稳定,留置胃管是给您提供营养的一种方式,现在正在观察,待饮食正常了,会给您去掉的。这几天您自己进食情况不错,原准备明天早上查房看情况后拔管的,现在既然已经拔除了,也就不用再费事了,如果有什么不适,要立即告诉我们。

患者:好的,是我理解不全面,为刚才的冲动道歉。

护士:没事,您的心情我理解。目前可以放心地吃饭了,也不需要重插胃管,所以不必紧张,请放松心情,配合我们治疗,祝早日康复!那您好好休息,我会经常来巡视的!

患者:好的,谢谢。

教训:所谓说者无心,听者有意!一石激起千层浪。作为医护人员更要懂得往往一句话也能引起纠纷,说话要有技巧,不能让患者及家属抓到把柄,引起护患冲突。

案例二:上午9点半医生查房刚结束,楼道里到处是衣着整洁、步履轻盈,看起来精干利落的护士忙碌的身影,护理站里每个人都在井然有序、忙而不乱地工作着……一位手提慰问品的中年妇女来到消化内科病房门口来看望患者。

门卫:现在特殊时期不允许探视。

探视者:为什么?我从大老远过来,让我进去看看,马上就走。

门卫:不行,这是医院的规定。

探视者:我有核酸检测证明。

门卫:那也不行。

探视者:那是我亲大爷,这是什么破医院,啥破规定,不让进去我投诉你们去。

(二人在门外吵吵嚷嚷,护士长听到争吵,来到病房门口)

护士长:(走到探视者面前,面带微笑)请问您是来探视的吗?

探视者:是啊,他不让我进去。

护士长:真不巧,现在是特殊时期不允许探视。况且医生刚查完房,患者现在正在接受各种治疗。

探视者:什么时候可以探视?

护士长:原来医院规定下午4点以后是探视时间。但现在是特殊时期,为了保证患者安全,禁止探视,每个患者只允许一名陪护人员。

探视者:我是从乡下来的,走了很长的路才到这儿,也不知道现在情况怎么样了,(面带难意,神情紧张)求求你让我进去吧。

护士长:您的心情可以理解,但按规定现在不可以进病房,要不这样,您先在病区外先休息一下,我给您叫下患者家属?

探视者:那好吧。

护士长:请告诉我,要看的是哪位患者?

探视者:12床,张××。

护士长:您稍等,我去给您叫过来。

探视者:嗯嗯。(点了点头)

护士长:您两位认识吧?

探视者:是的,谢谢!

护士长:那你们聊。

探视者:谢谢,你先忙。

(护士长走了,患者家属和探视者见面,沟通结束)

探视者:(对门卫说)不好意思啊,刚才是我的不对,对不起!

门卫:没事,您理解就好,请慢走。

探视者:谢谢!

第五节　临终患者及家属的护患沟通

案例导入

患者，张某，男，50岁，胃痛10余年，反复发作，一直按胃炎自行用药治疗。这次因病情加重，自行治疗无效而入院。经检查发现，患者胃癌晚期，已扩散至肝、结肠、直肠等处。患者疼痛难忍，不能进食，极度衰弱，通过输血、输液维持生命。患者不堪忍受病痛折磨，情绪非常激动，要求告诉真实病情，如不可治愈就放弃治疗，早日解脱病痛之苦。而妻子也陷入难以决断的境地。

请思考：

1. 分析患者身体状况、患者及家属的心理状态。
2. 根据现在的情况，如何与患者及家属进行沟通？

临终患者是一个即将走完人生路途的特殊群体，随着病情的进展，患者及其家属的心理活动非常复杂。临终患者由于躯体疾病的折磨，对生的渴求和对死的恐惧，会产生一系列强烈而复杂的心理变化，而家属们在照顾患者的过程中，消耗了大量的精力、体力和财力，精神上也常常承受了各种不良因素的刺激。作为一名护士，针对这样的情况，有必要采取一定的沟通技巧使患者在有限的生命当中，沐浴在充满人性温情的气氛中，安详、舒适而有尊严地离开人世，以达到逝者无憾，生者无愧的目的。

一、临终患者的特点

1. 回避　人们往往喜欢谈生，不愿谈死，这可能与中国人的传统习俗、历史文化背景有关。临终患者往往在了解真实病情的情况下，出于不伤及家人的心理而很少对家属谈论死亡，尽力掩饰自己内心的痛苦。

2. 否认　患者不愿意承认客观事实，侥幸诊断有误，到处求医会诊，直至权威医院和专家做出结论为止。

3. 敏感　患者对于机体的每一细微变化，都可能产生联想而引发对死亡的恐慌，从而导致烦躁不安。同时对医护人员及家属的言行特别敏感，与自己无关的一句话可能会引起患者猜疑，造成心里不安。

4. 焦虑　当积极治疗无明显效果时，患者常常精神紧张，出现多种功能失调，埋怨医生水平太低。

5. 恐惧　当遇到同类患者先故时，患者往往有悲观绝望、惶恐不安的末日感，甚至出现对治疗、护理的抵制行为。他们对临终过程的恐惧要比对死亡的惧怕更严重，这种恐惧心理主要来自对疼痛、对孤独、对生活无价值、对与亲人诀别的惧怕。

6. 忧郁　患者表现为话少、孤独和消沉。常常自愧、自责，认为自己再无价值可言，对一切都无兴趣，丧失生活勇气，时有轻生的想法。

7. 双重性格　患者特别害怕孤独且希望家人的陪伴和亲朋好友的探视，有时又无故对陪伴的家人发脾气，指责他们对自己不关心、不理解。对前来探视的好友又不愿多交谈，总感觉丢人，认为自己很失败或为即将离开人世而遗憾。

8. 忧虑　患者为其今后家庭的生存、发展、子女抚养、上学、就业、经济负担、个人后事安排担忧，总不能放心而去。

9. 渴望　为了生存，患者及家属希望找最专业的医生，用最好的药，千方百计想治愈疾病或延长寿命，希望“奇迹”发生。

10. 沉默　当一切努力都无济于事时，患者就只能接受现实，默默地等待最后时刻的到来。

知识链接

临终患者的心理变化

伊丽莎白·库布粉·罗斯博士通过和数百名临终患者接触，总结了临终患者通常经历5个心理反应阶段。①否认期：患者不接受所面对的死亡，认为“不可能”“弄错了”。有些患者得知自己病重将面临死亡，其心理反应是：“不，这不会是我，那不是真的！”以此极力否认、拒绝接受事实，他们怀着侥幸的心情四处求医，误认为医务人员总喜欢把病情说得严重些，希望误诊，渴望新的奇迹发生。这是一种心理防御机制，一定程度上可缓解心理上应激状态，有较多的时间来调整自己，面对死亡。②愤怒期：当病情趋于危重，患者否认无法再持续下去时，常表现为生气与激怒，产生“为什么是我，这不公平”的心理，怨恨、嫉妒、无助、痛苦等复杂情绪，患者常迁怒于医务人员和家属，发泄内心的不满、苦闷与无奈，或对医院的制度、治疗等方面表示不满，以弥补内心的不平，这在一定程度上可缓解患者内心的紧张和痛苦。③协议期：患者愤怒的心理消失后，开始接受自己病重的事实，不再怨天尤人。为了尽量延长生命，请求医生想尽办法治疗疾病并期望奇迹的出现，做出许多承诺作为交换条件，出现“请让我好起来，我一定……”的心理。此期患者变得和善，对自己过去所做的事表示悔恨，要求宽容，对自己的病情抱有希望，努力配合治疗和护理。④忧郁期：当患者发现身体状况日益恶化，认识到治疗无望，协商无法阻止死亡来临时，产生很强烈的失落感，“好吧，那就是我”，出现悲伤、退缩、情绪低落、沉默、哭泣等情绪反应，有的患者急于交代后事，要求与亲朋好友见面，希望有他喜爱的人陪伴照顾。⑤接受期：在一切的努力和挣扎之后，患者变得平静，认为自己完成了人生的一切并准备接纳死亡的到来，产生“好吧，既然是我，那就去面对吧”的心理，对死亡不再恐惧悲伤，患者表现为比较平稳、安静、少言，喜欢独处，睡眠时间增加，情感减退，静等死亡的到来。

二、临终患者家属的心理特点

患者家属因长时间照顾患者，身心疲惫，当患者的情况逐渐恶化时易产生灰心、失望、害怕和失落感。

1. 震惊、不知所措　家属突然知道自己的亲人患了绝症或即将离开人世，往往表现出震惊，如会出现反常行为、举止及言谈出现怪异现象等，同时又否认亲人患绝症或临终的事实，对当前病重的事实不知所措，无法做出理性的选择。

2. 内疚负罪感　家属感到自己对患者患绝症或死亡负有责任，责备自己没有好好对待患者或死者，甚至责难或怀疑医护人员出现了疏忽。

3. 悲伤、失落感　患者临终或已逝，物在人亡，家属会见物忆人而出现一系列的悲伤情绪，如反复无常、哭泣、无助、挫折、失落与孤独感。

三、临终患者的护患沟通技巧

对临终患者来说，重要的是生存的质量而不是时间的长度，心理方面的需求往往超过了对药物治疗的需求。因此，针对不同的临终患者的心理状况选择合适的沟通方式至关重要。虽然每个临终者的身体状态、心理需求不尽相同，但却有其共同点。临终者面对死亡渴求精神上的支持，躯体上的抚慰，期望能够舒适、有尊严地离开人间，良好的沟通是提高临终者生活质量的关键因素。护理人员应用一定的沟通技巧，与临终者进行良好的沟通，使患者在生命的最后阶段感受到人间真情，在护士优良的服务及亲人的关怀中宁静、平安、自然、和谐、安详地告别人间。

（一）掌握沟通技巧的基本因素

1. 真挚　护士应诚实地向患者表达自己的思想和感受，发自内心地想帮助患者，让患者及家属体会到护理人员的真心及诚意，愿意向护士表露和倾诉自己担忧和焦虑的问题。

2. 尊重　护理人员要从心理上尊重患者，更需要从沟通的过程中表现出对患者的尊重。表达尊重主要体现在对患者的关注、倾听和适当的反馈上，当患者感受到被关怀和被了解时，也会切实地感受到被尊重，因而会产生一种满足感。

3. 共情　共情又称移情、同感、同理心等，是指能设身处地体验他人的处境，对他人的情感、情绪具备感受力和理解力。在与他人交流时，能进入对方的精神境界，感受对方的内心世界，体验对方的感受，并对对方的感情做出恰当的反应。对临终者来讲，护理人员只有具备了共情能力，才能真正理解临终患者的内心世界，明白临终患者是一个完整的、独特的、有尊严的个体。

（二）用心倾听、真心感受

倾听是指护士对患者发出的各种各样的信息进行整体接收、感知和理解的过程。护士用心倾听、真心感受临终患者所面临的身体病痛及心理担忧，通过理解、支持和鼓励，患者身体不适会得到一定的缓解，心理上能得到安慰，从而走出心理困境，逐渐消除对死亡的恐惧。在倾听时，护理人员要保持坦诚友好的原则：掌握声音大小和语言的清楚简洁；与患者要保持一定的目光接触，目光要温和关切。对于意识丧失的患者，要和其家属进行有效的沟通，使临终患者能获得最大的舒适感。

（三）认真观察、积极应对

乐观的患者会因身体的不适及时向护士提出来自己的需求和感受；而相当一部分的临终患者由于病痛的长期折磨会出现自尊低下等抑郁心理，其面部表情和神态便会表现出神情淡漠、兴趣索然，甚至自我封闭；当患者有语言障碍时，很多心理活动都可通过眼神表现出来，很多临终患者在丧失语言功能时，会通过体态姿势、身体语言等方法表现其心理活动。护理人员在实施护理过程中，要用一双锐利的眼睛和一颗细腻的心，及时发现患者的需求，针对性地帮助患者解决问题。

（四）尊重习俗、宽容患者

不同的临终患者因其风俗、习惯、饮食、文化等的不同，对于护理人员的护理方式会有不同的表现，有的出现狂躁、蛮不讲理，甚至对护理工作横加挑剔。因此，护理人员要了解每个患者的文化和习俗，在工作中要有的放矢地针对每个患者的不同问题进行有效沟通，宽容患者的不满情绪，接纳患者的不同要求，从患者的冷漠中看到软弱，帮助患者摆脱无奈和孤独感。

（五）转移思维、淡化角色

护理人员应通过各种方式分散患者的注意力，转移其对死亡的恐惧心理，可以常与患者谈家常，谈童年的趣事，谈青年时代的乐事，谈子女，谈事业，谈古论今，让患者在和谐融洽的气氛中，在美好的交谈和回忆中忘却自己的疾病，忘却所面临的死亡，淡化自己的临终患者的角色，也可通过看电影、听音乐、观看足球比赛、看言情小说等不同方式来调节情绪、振奋精神。

（六）协同合作、满足需求

对临终患者而言，在最后的日子里能满足他们的心理需求比满足生理上的需求更为重要，护理人员要协助患者家庭、单位和社会，尽量满足他们的各种需求。临终患者的心理需求包括社会从属关系的需求、安全的需求、交往的需求及某个心愿的满足等，多数临终患者在最后的日子里都希望最亲的人来陪伴他，一步也不离开他，此时若亲人不在跟前，护理人员可打电话、发电报通知他们。护理人员还可以在病房内摆放患者最喜爱的物品，如鲜花、全家福照片等，在政策和经济条件允许的范围内，尽量满足患者的各种心愿，以给予患者深层次的关怀。

知识链接

安乐死

安乐死指患有不治之症的患者在垂危状态下，由于精神和躯体的极端痛苦，在患者和其亲友的要求下，经医生认可，用人道主义方法使患者在无痛苦状态中结束生命过程。安乐死一般分为两大类：一是积极的（主动的）安乐死，指采取促使患者死亡的措施，结束其生命；二是消极的（被动的）安乐死，即对抢救中的患者如垂危患者不给予或撤除治疗措施，任其逐渐消耗而死亡。

世界各国对安乐死的争论非常激烈，荷兰是第一个将安乐死合法化的国家。目前，全球范围内安乐死合法化的国家和地区有：荷兰、日本、瑞士、美国俄勒冈州、美国华盛顿州、比利时、加拿大等。

我国由于安乐死的问题比较复杂，涉及道德、伦理、法律、医学等诸多方面，尚未为之立法。

四、临终患者家属的护患沟通技巧

护士对家属应提供尽可能的帮助，对他们表示同情和安慰，并鼓励他们讲述自己的感受，从而稳定他们的情绪，使他们能正确对待患者病情的恶化；也可以指导家属参与护理计划，让他们陪患者一起度过人生的最后时光，以帮助他们在患者去世之前充分尽到义务，在患者临终阶段和去世之后能保持正常的心态。

1. 同情与安慰　临终患者的家属一般不能接受自己的亲人将要离开人世的事实，越接近死亡，家属们越想努力拖住患者的微弱生命之光，推迟死亡的到来。因此，护理人员应以高度的同情心、爱心，主动接近患者家属，给予恰当的安慰和充分的理解。同时指导家属采取正确的措施来配合医务人员为患者进行医疗护理，使患者安详地、有尊严地离开人世。

2. 协助与诱导　分享给家属有关悲痛过程与失落心理反应的知识，使其明白悲哀是正常的反应，尽量满足家属提出的对患者治疗、护理、生活等方面的要求；指导家属之间相互扶持，共同分担照顾责任；临终患者真正死亡之时，便是家属悲痛的高峰，护理人员要认真做好死者的尸体护理，严肃举行告别仪式，以高度的同情心安慰和理解家属，教育家属正确对待哀伤，尽量让哀伤情绪自然流露，不要逃避现实，不要强迫自己坚强。不要强迫自己忘记死者，因为压抑伤痛有损健康，合理安排自己的工作与休息，善待自己，必要时适时寻求专业帮助。

课证融通知识点

1. 临终患者及其家属的特点。
2. 与临终患者及其家属的沟通技巧。

五、临终患者及其家属护患沟通示范

案例:李先生因患晚期肝癌生命垂危,进入了临终状态。因为疼痛和虚弱,医生给他开了绝对卧床休息的医嘱。患者生病前很注重个人卫生清洁,这次入院由于虚弱,不能像以前一样每天冲淋洗澡,而身上皮肤黄疸又瘙痒难忍。虽然每天都有护士为他进行床上擦浴,但是李先生想洗澡的愿望仍然很强烈。这天,他坚决要求家属为他洗澡。但此时,他血压较低,极其虚弱。家属和护士都很为难,不知道如何办,遂向护士长汇报并商量对策。这时,护士长来到了李先生床边。

护士长:(走到床边,轻轻拉开李先生的衣袖,黄黄的胳膊上面全是手指挠痒的划痕)李先生您好!您很想洗澡,是吗?1个月没洗澡,如果是我也会熬不住的,(转向李夫人)您的意见呢?

李夫人:我很想帮他洗,可就是不敢。

护士长:(摸了李先生的脉搏,看看监护仪的血压、氧饱和参数基本在正常范围,对护士说)我、你和李夫人一起做吧,你准备好抢救车和氧气装置,还有吸引器。李夫人,我们准备和您一起帮李先生洗澡,需要您签个字,洗澡的过程可能存在呕血、休克等危险,我们将共同承担责任,可以吗?"

李夫人点点头,在病历上签字。

护士长:(面向家属)我、护士还有您,我们一起来帮李先生洗澡,由于患者较虚弱,大约10 min时间,我们需要在浴缸内放好椅子、洗澡物品及防护设备。(面向患者)李先生,我们都是您的妹妹,您不介意我们帮您洗澡吧?您夫人替您洗下身,我们替您洗上身,好吗?

李先生:(点头)谢谢你了!

护士长:好了,水温和室温已调好。开始吧!李先生,我先要冲湿您的头发,哦,水温刚好,您试试行吗?

(护士长边说边和护士互相配合着用洗发香波揉搓他的头发)

护士长:这样会不会太重?您有什么不舒服请告诉我,好吗?

李先生:太舒服了,觉得很轻松。

(她的夫人用毛巾帮他搓着下身。约10 min,屋里弥漫着洗发和沐浴露的芳香……)

护士长:(看了眼墙上的时钟)时间到了,(测量李先生的脉搏每分钟112次)不能再洗了,马上停止吧!

李先生:再让我冲一会儿吧,舒服极了,我好像感到自己又活回来了。

护士长:李先生,您的脉搏在加速,头上在出汗,不能再冲了,否则血管继续扩张会休克的,现在需要休息。来,我们用大毛巾将您身体裹起来,头发用干毛巾裹起来,否则会着凉感冒的。

(护士长、护士及家属共同将他抱回轮椅,推回病床,护士长用电吹风机为李先生吹头发,其他人则帮助他擦干身体,穿上干净的衣服)

护士长:您现在感觉如何?是不是很累?

李先生:真的很舒服,能够在这个时候洗上澡,我死而无憾了!

洗澡后第二天一大早,护士长接到病房护士的电话,被告知李先生突然神志不清、呕血,却始终坚持要回家,夫人也想带他回去,刚搬的新家,新床他还没住过。护士长接到电话,立即汇报给科主任和主管领导,征得同意后立即赶到病房。

李先生:(头强直着,说话已经不太清楚,但还是能听出)我要回家,回家!

李夫人:护士长,我想带他回家,让他躺在新床上离开,能帮帮我吗?

护士长:好的,我已经请示过了,同意他回家,但需要做些准备,救护车半小时后到达,来!我们一起帮他换上回家的衣服吧,好吗?(对李先生儿子说)放一点轻音乐吧,让李先生放松点。

李夫人与其儿子:好的。

(半小时后,救护车到了)。

护士长:李先生,车来了,我们马上送您回家,现在需要把您抱上推车,夫人先回家等您,我和您儿子陪您上车,好吗?

(李先生睁大眼睛,点点头,救护车上,护士长不停地喊着李先生的名字,告知他所到的地方,并联系着他要见的人)

护士长:李先生,我们现在已经到了您家门前的花园了,再拐个弯,就到家门口了……

(到家了)

护士长:李先生,现在您已经平安到家了,您夫人在接待客人,您要见的人都在客厅里,您想见谁,可以和儿子说,我在外面,有需要可随时叫我。

(护士长让李先生的儿子打开录音机,放着轻音乐,李先生和想见的亲人一一告别。3 h 后,李先生没有遗憾地告别家人、友人,在轻音乐中无痛苦地离开了人世……)

练习题

1. 以下不属于老年人特点的是(　　)
   A. 记忆力逐渐降低　　B. 听力下降
   C. 老年疾病多以慢性病、多发病及退行性疾病为主　　D. 理解能力差
   E. 自尊心强,不易产生自卑心理
2. 与视力不佳的患者进行沟通时应(　　)
   A. 让患者看到护士的面部表情和口形　　B. 尽量简短,不超过 15 min
   C. 避免或减少非语言信息　　D. 尽量使用短句进行沟通
   E. 打断患者的陈述转变话题
3. 一般情况下,护患关系发生冲突时,主要责任人是(　　)
   A. 医生　　B. 护士
   C. 患者　　D. 患者家属
   E. 护士与患者
4. 一般护患冲突的处理方法不包括(　　)
   A. 主动沟通　　B. 面对面协商
   C. 暂时妥协　　D. 回避患者的抱怨
   E. 医疗仲裁
5. 患者,李女士,45 岁,肺癌晚期,现心情沮丧,常暗自落泪,还经常出现拒绝治疗的行为。为避免护患冲突,护士应避免(　　)
   A. 及时满足患者的合理要求　　B. 鼓励患者积极配合治疗
   C. 认真倾听患者内心的感受　　D. 当患者拒绝治疗时直接告诉主管医生
   E. 密切关注患者情绪变化,及时疏导

6. 患者,王先生,78 岁,诊断为“胃癌”,择日行胃根治性近端胃大部切除手术。术前护士查房时发现患者一人默默地对着窗外发呆、表情非常无助。经耐心询问,患者表示担心手术发生意外,非常恐惧。护士应采取的措施是(　　)

A. 告诉患者手术没有任何风险　　B. 通知家属陪伴

C. 不需要任何措施　　D. 指导患者放松,并请手术成功患者现身说法

E. 通知医生

7. 某肝癌晚期患者住院期间情绪激动,常常指责或挑剔家属和医务人员,护士正确的护理措施是(　　)

A. 给患者正确的死亡观和人生观教育　　B. 让患者尽可能一个人独处

C. 认真倾听患者的心理感受　　D. 诚恳地指出患者的不恰当做法

E. 减少和患者的语言交流

8. 患者,女,45 岁,患抑郁症,护士与其沟通时,患者说“我很失败,什么也做不了”,护士应该(　　)

A. 保持沉默　　B. 告诉患者的想法不对

C. 立即打断患者,转移话题　　D. 倾听其倾诉并给予安慰

E. 将患者的倾诉告诉其家人

9. 对重度抑郁症患者的进行健康教育,正确的沟通语言是(　　)

A. 生活中主动回避压力,不要主动挑起对抗　　B. 坚持服药治疗,不要漏服或随意停药

C. 建议患者进行自我心理调整为主,用药为辅　　D. 尽量减少社会活动,避免他人关注

E. 鼓励患者安静休息,避免声光刺激

10. 患者,男,28 岁。因车祸致颅脑损伤急诊入院,经医护人员全力抢救无效死亡。其家属情绪激动,对医护人员说:“这么年轻的小伙子,进医院还能呼吸,怎么就死了！你们怎么治的？我家就这么一个孩子!”此时影响家属心理状态的主要因素是(　　)

A. 医院急救设备陈旧　　B. 护士和家属交流受阻

C. 家属对结果无法接受　　D. 医护人员技术水平欠佳

E. 家属缺乏对护士的信任

11. 患者,女,65 岁,大学退休教师,因高血压住院治疗。入院后前 3 d 与护士关系融洽。第 4 天,年轻护士李某为其进行静脉输液时,穿刺 3 次均失败,最后请刘护士长穿刺成功。患者对此非常不满,随即向护理部张主任投诉。从此,患者拒绝李护士为其打针。上述护患冲突的主要原因是(　　)

A. 角色压力　　B. 责任不明　　C. 角色模制

D. 信任危机　　E. 理解差异

12. 患者,男,73 岁。慢性肾功能不全尿毒症,需行维持性血液透析治疗。常抱怨家属照顾欠周到。今天早上对护士说:“你们治来治去,怎么也治不好,我不治了!”下列护士的答复中,最恰当的是(　　)

A. 您的心情我理解,我们也在努力,需要您的配合。

B. 要是不治疗,您的病情比现在严重多了!

C. 尿毒症是终末期疾病,治愈是不可能的。

D. 您觉得治疗效果不理想,可以找到别的治疗途径。

E. 您这样扰乱了病房的秩序,影响了我们的工作。

(13、14 题共用题干)患者,女,32 岁。在得知自己被确诊为抑郁症早期时,禁不住躺倒在床上失声痛哭,这时护士问:“你现在觉得怎么样?”此患者一直低头不语,不愿意和护士沟通。之后的几天内,患者情绪很低落,常为一些小事伤心哭泣。

13. 当护士试图和患者沟通时，目前，影响护患沟通的核心问题是患者的(　　)

A. 个性　　B. 情绪　　C. 能力

D. 态度　　E. 生活背景

14. 当患者因沮丧而哭泣时，护士不恰当的沟通行为是(　　)

A. 制止她哭泣，告诉她要坚强面对　　B. 坐在她身边，轻轻地递给纸巾

C. 轻轻地握住她的手默默陪伴她　　D. 在她停止哭泣时，鼓励她说出悲伤的原因

E. 当她表示想独自一人安静一会儿时，为她提供一个适当的环境

参考答案

实训项目　特殊病例的护患沟通

【目标】

1. 正确应用各种沟通技巧，对老年人、视听觉障碍、抑郁症、护患冲突患者及家属、临终患者及家属进行适时、合理的沟通。

2. 在临床护理工作环境中，感悟护士职业中的尊重、理解和奉献；树立正确的职业价值观，培养良好的职业素养和敬业精神。

【方法】

角色扮演、小组展示、总结纠正、课后反思，具体方法如下。

1. 课前　教师课前给学生布置实训任务，学生以小组为单位，参考以下案例或自行确定特殊疾病患者案例，小组成员根据各自的优势选择角色，确定各角色的行为目标及角色特征，在课余时间，利用所学知识、图书和网络资源编写剧本、练习、讨论、再练习，直至熟练、满意为止。

2. 课中　每组展示前由组长对沟通案例、方案，角色分配及达到的效果进行介绍，然后进行案例沟通展示。结束后由教师和小组长进行评价打分并对小组成员的表现进行点评，指出优缺点。所有小组表演完毕，教师进行归纳总结，肯定成绩，纠正不足。

3. 课后　要求每位学生针对本次实训过程进行反思，写出实训报告，包括收获、存在的不足及改进措施、感悟等。

【案例】

案例一：患者，男，64 岁。因受凉感冒出现发热、咳嗽、咳痰而就医，以“肺炎”收入呼吸内科，入院后给予抗感染、止咳等治疗，经过一段时间治疗，患者病情已明显好转。一天中午，患者自行外出吃饭，结果肺部大出血，经抢救无效，不幸离世。家属的质疑有两点：一是怀疑医院误诊，没有及时发现患者可能发生的突发意外风险。二是患者住院期间外出吃饭没有劝阻，也没有与家属联系，直到人离世才通知家属。

根据你们对这起医患纠纷的理解，请演示患者外出时与护士的交流过程，发生意外时抢救患者过程，发生纠纷时与患者家属等方面进行沟通演示。

案例二：患者，女，72 岁。患有阿尔茨海默病、脑瘫多年，平日生活不能自理且无法与人正常交流。1 个月前因不慎摔倒发生股骨头骨折，住院进行股骨头置换术，术后恢复良好出院。半个月前

该患者出现吞咽困难、经常昏睡等症状，家人又将其送至医院治疗，入院诊断为脑梗死、肾功能不全、双肺肺炎、休克等，入院进行对症处理并报病危。由于病情需要输入血浆治疗，每两天输血1次，在第三次输血的时候，家属发现输入血浆血型不对，随后关闭输血管，立即通知护士，医生将患者转入ICU进行急救，目前依然处于昏迷状态。家属认为患者病情加重是输错血浆而引起的，要求医院赔偿所有医疗费用，并追究相关人员的法律责任。

对此案例的发生过程(包括输血过程的沟通，患者家属发现血型不对时的沟通，接下来患者在ICU的病情、接下来的治疗、对家属的心理等)进行沟通演示。

案例三：患者，张某，男，60岁，退休教师。因车祸头部受重伤，送往医院抢救。经医生检查血压80/60 mmHg，呼吸、心跳不规则且十分微弱，角膜反射、瞳孔对光反射消失，脑电波平坦。医生告知家属：患者处于脑死亡状态，无康复希望，建议停止抢救治疗。家属得知病情后大为震惊，不愿接受该事实，愤怒地说：“患者仍然有呼吸和心跳，没有死亡，你们要不惜一切代价抢救他，费用不用考虑。”护士再次给家属确认患者已死亡，这时患者妻子在床边一边哭，一边拍着老伴说：“你刚刚退休，辛苦了半辈子，还没享福就走了，以后让我怎么过。”家属非常悲伤。

请大家结合丧亲者家属的心理特点，为患者家属进行心理护理，转移家属注意力到后续尸体料理及后事处理上进行沟通演示。

案例四：王某，女，22岁，一位有5年病史的抑郁症患者，她说：“其实我一直不知道如何向其他人表达，我到底需要什么。但是我知道安慰是最没用的，最好的做法就是理解。理解比一万句空话好用得多，把我当作正常人对待比什么都强。”

根据你对此案例的理解，从患者入院接待、住院期间治疗、健康教育及心理反应过程等方面进行沟通演示。

案例五：51岁的陶阿姨是位聋哑人，患颈椎间盘突出症，颈肩疼痛已经持续了2个多月，晚上都无法入眠，生活受到严重影响，尝试了各种保守疗法都没能见效。为进一步治疗入住医院骨科，主任查房后，为她制定了射频消融的治疗方案。由于该手术采用局部麻醉，术中医生要不间断向清醒的患者询问某个部位疼痛，患者在反映哪儿痛时，医生也要立即知道，及时采取措施。

请根据这个案例，从术前介绍、术中配合及术后护理几个方面入手，通过文字法、手势法、图片法、面部表情法等非语言沟通的方法与患者进行沟通并展示。

【评价】

包括自我评价、小组互评、教师评价，评分标准如下。

考核指标	考核要点	分值	扣分
语言沟通能力	1. 语言表达积极主动、情景适宜、符合礼仪规范	10	
	2. 词意表达简洁准确、逻辑条理性强		
	3. 用词准确、贴切、易懂，信息表达完整、通顺、连贯	15	
非语言沟通能力	1. 服饰得体、姿态自然、端庄	15	
	2. 目光和蔼、面部表情亲切自然		
	3. 手势、触摸等应用适度、自然、得体、和谐	5	
	4. 合理、有计划安排与患者沟通的时间，根据不同的沟通层次和内容选择合适的沟通场所，保持合适的沟通距离	5	
沟通技巧能力	1. 理解患者所表达的内容和情感，并通过适当的方式给予及时反馈，不急于打断、评判患者的谈话(倾听能力)	10	
	2. 从患者的角度出发，通过言语表达反映出患者的各种情感和根本问题，并给予支持、理解和疏导，提出具体可行的措施(共情能力)	10	

考核指标	考核要点	分值	扣分
协调能力	促进患者与医务人员之间、患者与家属之间的信息沟通和情感联系，创建积极的群体氛围	10	
综合评价	1. 小组成员之间的协调和配合默契，对场景的布置合理 2. 沟通过程设计合理，表演环节的安排紧凑，表演生动	10 10	
总分		100	

评分者_________

（付保芹　焦　然）

参考文献

[1]李毅. 护理礼仪与人际沟通[M]. 北京:人民卫生出版社,2019.
[2]吕月桂. 护理礼仪与人际沟通[M]. 郑州:河南科学技术出版社,2018
[3]刘淑霞. 护理礼仪与人际沟通[M]. 北京:中国医药科技出版社,2018.
[4]隋树杰. 护理人际沟通[M]. 北京:人民卫生出版社,2018.
[5]秦东华. 护理礼仪与人际沟通[M]. 2 版. 北京:人民卫生出版社,2019.
[6]王晓莉,孙海娅,王淑芳. 护理礼仪与人际沟通[M]. 北京:高等教育出版社,2021.
[7]袁慧玲,赵全红. 护理礼仪与人际沟通[M]. 北京:人民卫生出版社,2020.
[8]赵文慧,吕海琴. 基础护理技术[M]. 郑州:河南科学技术出版社,2019.
[9]贾启艾. 人际沟通:案例版[M]. 4 版. 南京:东南大学出版社,2019.
[10]盖玉丽,白冰,李莹. "共情护理"模式在抑郁症患者中的应用效果研究[J]. 心理月刊,2022,17(3):80-82.
[11]付保芹. 护理礼仪[M]. 长沙:中南大学出版社,2020.
[12]李秋萍. 护患沟通技巧[M]. 北京:科学出版社,2019.
[13]冯丽华,史铁英. 内科护理学[M]. 北京:人民卫生出版社,2018.
[14]赵爱平,袁晓玲. 护患沟通指导[M]. 北京:科学出版社,2020.
[15]李希科,赵文慧. 护患沟通[M]. 西安:世界图书出版公司,2013.
[16]李玲. 护患沟通与人际沟通[M]. 郑州:河南科学技术出版社,2015.
[17]邱玉梅,黄刚. 护士服务沟通手册[M]. 北京:人民卫生出版社,2014.
[18]周利红. 浅谈临床内科护士在护理工作中的沟通技巧[J]. 全科口腔医学电子杂志,2019,6(29):25-27.
[19]林紫,郑显兰,沈巧,等. 儿童疼痛评估的研究进展[J]. 全科护理,2019,17(25):3098-3101.
[20]何蓉华. ICU 患者的心理特点分析以及临床护理方[J]. 实用临床护理学杂志,2017,2(2):53-54.
[21]张玉兰,王玉香. 儿科护理学[M]. 北京:人民卫生出版社,2018.